#16

W9-AAJ-726

AYUDANDO A PERSONAS CON

ANOREXIA
BULIMIA Y
COMER COMPULSIVO

EL *A B C*
DE LOS **TRASTORNOS**
ALIMENTICIOS

AYUDANDO A PERSONAS CON

ANOREXIA
BULIMIA Y
COMER COMPULSIVO

Guía práctica para maestros, terapeutas y médicos

ANDREA WEITZNER

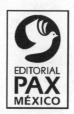

EDITORIAL
PAX
MÉXICO

FOTOGRAFÍA DE LA AUTORA: Foto estudio León Rafael, San Ángel, México

© 2008 Editorial Pax México, Librería Carlos Cesarman, S.A.
   Av. Cuauhtémoc 1430
   Col. Santa Cruz Atoyac
   México, D.F. 03310
   Tel: 5605-7677
   Fax: 5605-7600
   editorialpax@editorialpax.com
   www.editorialpax.com

Primera edición
ISBN 978-968-860-931-6
Reservados todos los derechos
Impreso en México / *Printed in Mexico*

Índice

Reconocimientos   xiii

Dedicatoria   xv

Nota importante de la autora   xvii

A ti que leerás este libro...   xix

Una costosa lección de equilibrio   xxi

Lo que necesitas saber de tu paciente
o alumno urgentemente   xxvii

    Para el uso óptimo del libro   xxx

Primera parte: las bases y más allá   1

El cáncer social de la doble moral   3

Un momento coyuntural   7

    Tuberías buliversitarias: el reflejo de nuestro
      estado de conciencia   10

    La situación actual de los colegios particulares...   11

Síndrome de la súper mujer, el disfraz
de la seudoliberación femenina   12

El mundo de la moda femenina:
de regreso a manos de la mujer   13

Lo oscuro de la era *light*   14

Psicocirugía o leucotomía límbica: fusión
del electroshock y la lobotomía   16

**Anorexia: suicidio
socialmente aplaudido**   19

Anorexia restrictiva   20

La hora del recreo... 30 minutos de angustia...   21

Dentro de la cabeza de Ana la Tirana   25

La lista de alimentos "buenos"
y alimentos "malos"   28

Perfeccionismo: el tinte clásico de la anorexia   29

Distorsión de la imagen de sí misma   32

Anorexia no restrictiva   33

Anorexia automutilante   39

Síntomas comunes de la automutilación   41

Sutiles indicativos para detectar anorexia   42

Incidencia   44

¿Cómo se mide la recuperación?   45

Estadísticas de recuperación   49

Tabla de diferenciación de síntomas   52

Consecuencias físicas   54

Los daños mortales de la anorexia   55

Síntomas comunes   56

Causas   57

Criterio de diagnóstico   58

Factores predisponentes   59

Ortorexia: anorexia disfrazada de humanismo,
pureza espiritual y conciencia ambiental   59

**Bulimia: "vomito la vida
con tal de ser delgada"**   61

Lo impredecible de la enfermedad   63

La vergüenza, la mentira y el engaño   63

Atracón/purga:
de solución mágica a único amo   64

La purga: la propulsora del ciclo   66

¿Quién es Mía?   67

Características de la experiencia adictiva   71

Transferencia de modelos auto-devaluatorios   72

El papel de la seretonina   74

Incidencia   74

Recuperación   75

La vulnerabilidad de la bulímica
en recuperación   78

Criterio de diagnóstico   79

Causas   80

Síntomas comunes   81

Consecuencias físicas   81

Daño bucal y dental   82

Enfermedades derivadas   82

Factores predisponentes   82

Comer compulsivo: el hueco existencial que nunca se llena 85

Atracón: el confiable amigo secreto 86

Pavor al abandono 88

Diferencias entre bulimia y síndrome
del comer compulsivo 89

Síntomas 90

Consecuencias físicas 90

Consecuencias mentales 91

Factores predisponentes 91

Cuadro comparativo anorexia/bulimia/
síndrome del comer compulsivo 91

Bulimarexia: la fusión mortal 93

¿Enfermedad o sólo paso transitorio? 93

Comprendiendo los factores
y dinámica de la enfermedad 95

La inercia ABC 97

La dinámica a contracorriente 99

El caso "D" 100

El punto de quiebra 103

Depresión y suicidio 103

La caída en las primeras fases
de tratamiento: señal de alerta y de progreso 105

Psicoterapia humanística 107

Una manera eficaz de trascender
   los daños de la infancia...   109

Entendiendo el libreto prefabricado   109

La transformación del pasado   111

La última frontera... Y si me dice...
    "estoy pensando en quitarme la vida"...   113

El sentido de la enfermedad   115

El síntoma como maestro   117

Relación conciencia-cuerpo   118

El porqué de la adicción   120

La sombra, la enfermedad
    y el inconsciente colectivo   122

Narcisismo y perfeccionismo   124

Trascendencia   126

Hacia un modelo integral de pensamiento   129

El poder creador de la palabra   129

De la filosofía antigua a la ciencia cuántica   130

Reintegración de las inteligencias   132

SEGUNDA PARTE: TRABAJO PRÁCTICO   137

Reconectando con la verdad   141

Templando lo extremista del lenguaje   145

Sustitución de secuencias mentales   151

**Trazando las rutas mentales
de regreso a la salud**   155

Anorexia: combatiendo la ruta
   extremista del perfeccionismo   156

Bulimia: aprendiendo la lección equilibrio   157

Comedora compulsiva: destruyendo
   la avenida del pavor al abandono   159

Ante recaída   161

   Anorexia   163

   Bulimia   165

   Comedora compulsiva   167

Derribando la puerta mágica detrás
   de la adicción   168

Acabando con la ruta atracón/purga   171

Ejercicio: ¿Cómo hablo conmigo?   172

Comunicación con los síntomas   179

Creando la experiencia *salud*   182

   En la anorexia   182

   En la bulimia   190

   En la comedora compulsiva   196

¿Qué dejo de hacer por tener algún síntoma?   203

Agenda oculta de beneficios de la víctima   204

Manejando sentimientos 207

Trabajando con la ira 207

Comprendiendo la angustia 209

Terminando con la soledad 211

El perdón: la fuerza que libera 213

Arrepentimiento que trasmuta
vs. culpa que condena... 214

**TERCERA PARTE:
PAQUETE S.O.S. DE EMERGENCIA** 217

Tabla de alerta 219

**¿Cuándo debo mandar a mi paciente
o alumno con un médico inmediatamente?** 221

El grave riesgo de las anfetaminas 223

Síntomas de uso de anfetaminas 224

S.O.S. ¿Cuándo debo mandar a mi
alumno con un psicólogo urgentemente? 224

¿Cómo ubicar a una depresiva
que ya es suicida? 225

Cuestionario para determinar
la gravedad de la depresión 226

Y si me dice: "quiero bajar un poco de peso"... 228

Soluciones 231

A ti que has leído este libro... 235

Bibliografía 237

Acerca de la autora 240

Reconocimientos

A todas las personas que conscientemente contribuyen
para hacer de esta Tierra un mejor lugar en donde
el ser humano sea capaz de coexistir en paz...

A la mujer entregada al compromiso
por restaurar la cordura en nuestra sociedad;
a la madre de familia dedicada
a la evolución de sus hijos,
y la que está en el campo de batalla laboral
luchando por llegar a una genuina igualdad.

Al meritorio trabajo de Susie Orbach
que sienta las bases para la solución integral
del cáncer social de los desórdenes alimenticios.

Dedicatoria

Al espíritu valeroso e indomable de la mujer.

Nota importante de la autora

Dado que los medios masivos apodaron a la anorexia "Ana" y a la bulimia "Mía", en este libro se hace uso de esta terminología, con la finalidad de exponer la cara real detrás de estos personajes con los que la prensa de chisme jugoso glamuriza irresponsablemente el problema. Para homogeneizar el ritmo del texto, he creado un tercer personaje, "Conchis", para con ella hacer mención al síndrome del comedor compulsivo. Es importante que se comprenda que son sólo personajes creados para ilustrar un concepto.

A ti que leerás este libro...

No soy ni terapeuta, ni médico, ni maestra. Soy la enfermedad hablándote desde adentro, sirviendo como interlocutor para "traducir" el idioma del desequilibrio mental.

Te diré lo que tu alumna o tu paciente quisieran poder decirte, pero no saben cómo ni por dónde empezar...

El hecho de que tú comprendas qué sucede dentro de su cabeza, aunque ella aún no te lo diga, nos ahorrará tiempo valioso en el que su vida puede ser salvada gracias a un oportuno diagnóstico.

Juegas un papel determinante.

Tu conocimiento en la materia hará que las ineficiencias entre los diversos involucrados en el tema se disipen, abriendo la puerta de la esperanza hacia la solución integral del problema.

Una costosa lección de equilibrio

Mi primer día en una sala de cuidados intensivos para desórdenes alimenticios será, mientras viva, una experiencia que difícilmente olvidaré...

...Hablaba la anoréxica orgullosa de sus elaborados hábitos y excelente disciplina mientras miraba de arriba abajo a las comedoras compulsivas.

La bulímica solidaria defendía a sus aliadas comedoras, gritándole de regreso que ella era una obsesiva cuentacalorías.

La otra le contestaba que era una hipócrita, que ella en el fondo pensaba exactamente lo mismo de la comedora, si no, ¿entonces por qué vomitaba todo el día?

La comedora compulsiva no respondía nada, sólo lloraba...

Pero lo que me puso los pelos de punta fue el silencio de la chica con la mandíbula alambrada... Las demás le reprochaban el extremo de su hazaña, pero ella sólo agachaba la mirada... Se había fracturado ella misma la mandíbula en el intento de detenerse para no caer en el atracón. Lo más espeluznante fue ver físicamente que alguien sí había sido capaz de hacer lo que yo, en mi último grado de desesperación, comencé a considerar una solución.

No sabía si reír, gritar o llorar...

Ese día no lo olvidaré jamás... Escuché de diversas personas todos los diálogos y procesos de raciocinio que durante años secretamente había albergado. Pensamientos, estaba segura, que sólo yo tenía.

No estaba sola, eso fue alentador, pero me cayó el veinte de que mi problema era en verdad aterrador.

Habiendo platicado intensamente con la anorexia, hecho de la bulimia mi mejor amiga y de la comedora compulsiva mi pesada compañía, te puedo decir que esto es un problema generalizado, paulatina y repentinamente creciente.

Los desórdenes alimenticios son peligrosamente absorbentes...

La bulimia, por ejemplo, te acaba haciendo comer y vomitar todo el día justo para que logres olvidar que lo haces todo el día. Consciente del hambre del mundo, para mí era una tortura cívica pensar que mientras yo había sido capaz de ingerir bultos de comida sin parar, otros cientos de miles morían por falta de lo elemental.

¿Cómo podía ser tan "consciente", y por otro lado tan inconsciente?

Precisamente porque era así de consciente por un lado y así de inconsciente por el otro. El extremo. La polaridad.

Los desórdenes alimenticios son una lección de equilibrio.

Maestros del tao, el centro, el balance, la verdad. Te enseñan lo atador de la mentira, vomitan al ego perfeccionista que se miente diciendo que "está bien". Son una cruel lección de humildad disfrazada de solución mágica que tapará todos los vacíos que se insiste en ocultar. Confrontan con el enojo, la culpa, el vacío y la ansiedad. Enseñan lo vital que es tener las emociones en paz, a fluir con la vida, a encarar todo aquello de lo que se pretende escapar.

Los cierres de los setenta y los ochenta fueron la plataforma de despegue de los desórdenes alimenticios hasta llegar al punto actual en donde son ya un asunto de salud pública internacional.

Son un digno adversario de ajedrez mental y un reflejo directo de la sociedad actual. Sé que eres un médico calificado, una maestra entregada, una terapeuta comprometida con la recuperación del alma humanitaria de la psicología.

Te resumo mi lección de equilibrio para la vida, para que con ella ayudes a transformar a otro ser humano. Una recopilación de nueve años de enfermedad (en lo personal preferiría referirme a ellos como "investigación de campo profunda"), tres de trabajo gestaltista/neurolingüista más 15 de aplicación práctica de principios fundamentales para la vida plena.

Te llevas más de 25 años de mi esfuerzo.

Este libro es el cuarto de la serie que he escrito en el tema, tratando de abordarlo desde tantas vertientes como sea necesario. Hago una clarificación al mito de bulimarexia, dándole luz a la zona gris donde la muerte se instala más frecuentemente, así como una diferenciación de la anorexia en tres, según su síntoma principal de adicción primaria o de soporte.

Y por último... quisiera tomarme este espacio para denunciar las violaciones de los derechos humanos en la psiquiatría. Los métodos utilizados en enfermos psiquiátricos son los mismos que aquellos utilizados como tortura en disidentes políticos.

> Un enfermo psiquiátrico recluido pierde todo derecho cívico, peor que un asesino.

Así paga el ser humano la enfermedad del alma o su creencia política.

Anualmente más de 100,000 pacientes mueren en instituciones psiquiátricas; más de 10% muere por uso y abuso de métodos como electroshocks, psico-cirugías y uso de psicotrópicos sin consideración de la comprobada violencia, tendencia suicidas y hostilidad de los efectos secundarios. Hasta 25% de los psiquiatras cometen un crimen de tipo sexual con un paciente, y de cada 20 víctimas, es probable que uno sea menor de edad.[1]

En el nombre de la dignidad humana no podemos seguir pretendiendo que no pasa nada. Quisiera dejarte sólo con una reflexión. Considera que los desórdenes alimenticios y la enfermedad en general tienen invariablemente un poderoso mensaje liberador detrás. Pongamos fin a la era mecanicista, elevémonos de nuevo a nuestra verdadera naturaleza e integridad. La enfermedad sí puede ser un camino hacia el despertar.

---

[1] Fuente: www.cchr.com, Citizens Commission on Human Rights (CCHR).

Lo que necesitas saber de tu paciente o alumno urgentemente

Una de tus alumnas está siempre distraída, su cara parece abotagada, cada vez es más descuidada... le notas los tobillos inflamados, el zapato se le ve apretado, su desempeño académico es cada vez más deficiente, aparenta estar "muy bien" todo el tiempo, pero busca todo tipo de pretextos para no estar en el salón... Muy probablemente no tienes a una alumna "difícil" y obstinada, tienes una bulimia declarada.

...Tu alumna siente vergüenza de pararse frente al grupo. En el recreo come su *lunch* a solas... No soporta que las demás la vean... Siente ser la pesadilla de todo cuanto le rodea. No tienes un ser antisocial y retraído, tienes un caso clásico del síndrome del comedor compulsivo.

Tu paciente viene a verte, pero quejándose sólo de depresión y una siempre cambiante mala relación de pareja... Todas sus parejas parecen ser iguales, excepto en el nombre. Tiene los

*pies hinchados y fácilmente la ves corta de aliento; sus pár-
pados abotagados la hacen verse "aletargada", "descuidada",
"dejada"... Llega en ocasiones muy perfumada... Seguramente
no tienes un caso de depresión en tus manos, tienes un caso
de depresión como síntoma de apoyo de bulimia.*

Una pequeña está hiperquinéticamente columpiando
sus delgadas piernitas en la silla de tu consultorio... Sus
padres te dicen que siempre ha sido la niña modelo,
ordenada y bien portada, hasta fechas recientes, que
se porta "raro" a la hora de la comida. La pequeña te
asegura que no le pasa nada, pero de repente te comenta que siente frío la mayor parte del día aunque
goza dichosa de una súper energía. Le tomas la presión
y parece un pecesito de agua helada. Curiosamente sus
análisis de sangre muestran una baja cuenta de células
blancas, y su madre te comenta que ella, pese a ser la
más flaquita de sus hermanas, es la única a la que las
gripes comunes nunca le pegan. No tienes frente a ti
a una niña melindrosa, tienes los claros síntomas de la
anorexia desastrosa...

*Tu paciente está haciéndose su chequeo anual general... Te
comenta que recientemente sus dientes ya no le funcionan
como antes; le miras la mano y parece tener marcas en sus
nudillos, le miras los pies y los trae hinchados y sus párpados están con frecuencia abotagados, le tocas debajo de
la quijada y tiene ganglios inflamados... con toda certeza
tienes una paciente bulímica en tus manos.*

Todos estos escenarios se dan a diario. Los desórdenes
alimenticios habitan en personas de las que no sospecha-

rías necesariamente. Se ven en ocasiones muy bien, y las apariencias nos han venido engañando ¡durante décadas ya! ¿Cuántas modelos han muerto y hasta días antes de su fallecimiento andaban de lo más *chic* en pasarela?

Dado que los primeros síntomas pueden ser atribuidos a un sinfín de enfermedades, es importante –vital– que tú, ya sea en capacidad de maestro, médico o terapeuta, puedas conectar los puntos rápidamente para llegar a un correcto diagnóstico lo antes posible.

> Es vital poner atención a que mientras el deterioro clásico de la anorexia es notorio externamente, la bulímica sufre daños internos aparentemente imperceptibles, pero mortales.

¡El tiempo juega un papel crítico en el tratamiento de los desórdenes alimenticios!

Ten cuidado en cómo te acercas a la persona afligida. No dudes ni por un segundo que aunque tú sospeches y estés prácticamente convencida de su desorden alimenticio, ella te lo niegue en la cara. Ponte en su lugar, no es que deliberadamente te quiera mentir, pero no encuentra manera alguna de decirte la verdad, ¡es terriblemente vergonzoso!

El hecho de que uno es capaz de...

Provocarse el vómito

Automutilarse

Incidir en robo de laxantes/diuréticos/anfetaminas

Crear un telón de mentira tras mentira para tapar la verdadera historia de la vida

...no es el tipo de información "fácil" de reconocer frente a otra persona –no esperes que tu paciente o alumna "abiertamente" y a las primeras de cambio te la proporcione.

Este libro te ayudará a:

Ubicar los síntomas rápidamente.

Comprender el lenguaje y mensaje detrás de ellos.

Pero lo más relevante, a empatizar con el ser que los padece para recuperar la lección y sabiduría de la enfermedad, transformando una desventura en un poderoso logro personal.

Serás co-creador de la experiencia mental "salud" en la vida de otro ser humano.

Para el uso óptimo del libro

Este libro consta de tres partes. La primera es teórica, la cual te adentrará en el proceso de raciocinio de cada una de las vertientes de los desórdenes alimenticios para que entiendas el lenguaje específico del trastorno mental. Abre la puerta hacia la compresión de la lección detrás de la enfermedad, a descubrir su sentido para trazar el nuevo camino de regreso a la salud.

La segunda parte es práctica, en la que por medio de la reprogramación de nuevos patrones podrás ayudar a tu alumno/paciente a crear su sendero hacia la recuperación.

La tercera te ofrece cuestionarios, tablas de alerta y pronta identificación, S.O.S. de depresión, así como soluciones sugeridas para la transformación del fenómeno coyuntural que estamos viviendo.

Comencemos nuestro recorrido juntos.

PRIMERA PARTE:
LAS BASES
Y MÁS ALLÁ

El cáncer social
de la doble moral

En una plática con una chica adolescente con anorexia y tabaquismo agudos, me dijo: "fumo para no comer. No me importa morirme de cáncer mientras yo siga delgada. El cáncer es socialmente aceptado, la gordura no".

La niña, tristemente tuve que reconocer, tenía toda la razón.

No supe qué contestarle. No tenía argumento contundente para contradecirle su proceso de raciocinio. Y dado que opté por respetar su aberrado, aunque definitivamente no errado pensamiento, me quedé callada. El que calla otorga... De alguna manera le di la razón, pero su argumento ha sido motivo de profunda reflexión...

De 30 años a la fecha hemos taladrado en la psique del ser humano, que no ser parte de lo que el entorno impone como sinónimo de belleza, es ser parte de los fracasados.

Lo verdaderamente alarmante es que éste es el cimiento racional común que mantiene a los desórdenes alimenticios en pie: el "haré lo que sea con tal de verme bien".

Hemos creado la polaridad de la mortal delgadez disparando forzosamente la vertiente opuesta del "no poder parar de comer...". Todo porque no podemos entender que le hemos dado al mundo de las apariencias todo el poder.

Los jóvenes prefieren estar severamente enfermos por dentro con tal de que al exterior sigan aparentando ser parte de esa elite esbelta... En un mundo donde lo superfluo es glorificado, ser menos que atractiva es un crimen que la sociedad cobra caro.

Dado que los desórdenes alimenticios se han convertido en un fenómeno generalizado, el hecho de que alguien los padezca se ha convertido en algo socialmente aceptado, como algo que hasta a la realeza ha llegado. Todos recordaremos la publicidad y popularidad que adquirió la bulimia cuando se persiguió a la princesa Diana... ¡los medios masivos le dieron a algo tan repugnante como el vómito un toque de aristocracia!

El problema de los trastornos alimenticios es de todos. Maestros, médicos generales, padres de familia, medios de comunicación, seguros médicos, organismos nacionales e internacionales de salud.

> Los desórdenes alimenticios son muy caros de costear: quiebran desde tuberías universitarias hasta un presupuesto familiar; quiebran esófagos y a familias enteras, sin distinción de clase social; son el jinete apocalíptico del milenio donde despiadadamente vivimos una doble moral.

Si no existe una fusión de mentes en cuanto a honestidad para apuntalar la situación de forma integral, este problema no se resolverá jamás. La honestidad empieza con dejar de tapar el cáncer social.

Las universidades: dejar de encubrir la causa de sus tuberías rotas. Las monjas de las escuelas privadas: evitar cerrar los baños con llave. Los medios de comunicación: mostrar la verdadera cara del problema, orientando sus esfuerzos hacia el saneamiento del contenido de todo cuanto circula actualmente por los medios masivos.

Mientras no se tomen medidas que obliguen a los medios a sanear contenido, seguiremos siendo un eslabón en la cadena "delirio del perfeccionismo colectivo". Cada vez que alguien compra una revista en donde a la mujer se le exhibe como un "conjunto de partes" está apoyando al problema, y cada vez que compramos una revista en donde este conjunto de partes es "tamaño ficticio *Barbie*" *estamos siendo parte activa del problema*.

Mientras las mentes de los niños y adolescente actuales no sean expuestas a otro tipo de imágenes, ellos seguirán persiguiendo eso que el *establishment* ya impuso como sinónimo de "éxito". La cómoda disociación de la película inédita del perfeccionismo debe terminar. Mientras apoyemos a lo que "se ve bonito" sin importar cómo, estamos –aunque no lo veamos– destruyendo a un ser humano.

Los desórdenes alimenticios son el jinete apocalíptico del milenio donde despiadadamente vivimos una doble moral; el reflejo de la sociedad en donde las apariencias juegan

La serie de síntomas de los desórdenes alimenticios: "vomito la vida, me mato de hambre por no ser perfecta, me mutilo para liberarme del dolor, odio la naturaleza de la mujer, me degrado mediante el abuso de la comida", nos hablan de un muy bajo nivel de conciencia.

un rol medular. Son una lección que nos confronta con la intolerancia del *consumismo del siglo xxi*, el mundo de "no sólo lo quiero todo perfecto, sino perfecto a la voz de ¡ya!"; confrontan al ego una y otra vez con su impaciencia, quebrantándolo, azotándolo, vomitándolo cuantas veces sea necesario hasta que finalmente la careta narcisista y perfeccionista se quiebre y el ser literalmente despierta de la ilusión y visión de lo externo y aparente como lo más importante.

Este capítulo de nuestra historia lleva el potencial de elevarnos de regreso a nuestra verdadera naturaleza. En la implantación de medidas integrales para la solución de este fenómeno histórico despertaremos de la ilusión del mundo materialista donde las apariencias lo determinan todo.

Tomemos la oportunidad detrás de la enfermedad para regresar a ser íntegros, sanos, vibrantes de verdad. Démosle sentido a la pérdida de tantas vidas. Démosle a las palabras "ser humano" una digna definición de ética, responsabilidad y gallardía.

Un momento coyuntural

Transferencia cultural norte-sur
Los desórdenes alimenticios son en gran parte producto de una transferencia cultural norte-sur. La propagación masiva del "sueño americano" tiene al mundo hipnotizado... Vivimos en un mundo ilusorio, persiguiendo prototipos de belleza y riqueza inalcanzables, operándonos todo lo operable en la absurda y neurótica búsqueda de las situaciones que nunca se dan en la vida real. A esto lo llamamos sociedad actual.

El impacto de la moda...
De 30 años para acá, la moda se tornó tan exclusiva que se volvió totalmente excluyente. De un abanico de 180 grados, tomó una pequeña fracción a la cual la llamó "talla aceptable", y sacó de la partida a todas las demás. Puso a las eliminadas de la jugada en plan de espectadoras que en el fondo se lamentaban por no poder ser parte de esa elite admirada...

Esta tendencia en la moda está en manos de hombres que no quieren ni aceptan las curvas femeninas, porque en el fondo resienten a la mujer porque ellos no pueden serlo. Y decidieron sólo vestir a mujeres con aspecto de niñas, creando el *look unisex* que, afrontémoslo, le quita a la mujer todas sus características de mujer, y encima de ello, las hacer sentir culpables por ser.

Y para satisfacer las necesidades de todo este fenómeno surge la era *light*, que repleta de industrias completas dedicadas al culto de la apariencia, manda el mensaje constante e incesante a la mujer común de que, ser lo que es, "no es suficiente". Empiezan los "quítate", "ponte", "estírate" y "depílate"... Quítate todo aquello que te vuelve humana.

Esto trae la oleada del cirujano plástico actual...

A ti, médico cirujano, profesionista íntegro, ético: ¿no te da rabia y vergüenza estar en la misma rama que un cirujano plástico capaz de transformar un rostro como el de Michael Jackson, y propagar eso como belleza? ¿No sientes tristeza de que tus colegas ponen silicones abundantes en pacientes frágilmente delgadas con tal de satisfacer la demanda de la oleada de programas norteamericanos?

Y mientras estas industrias multibillonarias crean toda una economía propia, miles de niños víctimas de quemaduras, malformación por cánceres congénitos, labios leporinos y desfiguraciones por abuso físico se hunden en su desdicha y anonimato en los cinturones de miseria porque no pueden pagar un cirujano plástico.

¿...En dónde perdió su corazón el ser humano...?

El consumismo desenfrenado...

A raíz de la aparición de la era cibernética, el ser humano virtualmente puede comprar cualquier cosa a cualquier hora, fomentando la cultura de "nada es suficiente". Nos hemos vuelto expertos en descartar todo aquello que después del primer uso pierde la novedad. El consumismo actual es un reflejo del estado de vacío existencial, al pretender tapar con objetos el frío emocional, logramos únicamente hundirnos más en la soledad. Corremos tras la siguiente marca, el modelo de mayor actualidad, el look de moda... el juego de nunca acabar.

Los niños actuales no saben jugar unos con otros. Siempre juegan unos *contra* otros. Los juegos de hoy que promueven la competencia violenta fomentan esta mentalidad.

¿Dónde quedaron los juegos de diversión ingenua y creatividad?

La aparición del fenómeno "comida rápida"...

Es una de las causas principales del problema de obesidad actual. Es usual que la comida rápida se convierta en adictiva ya que por un lado sacia la necesidad de "adquirir un status social", sobre todo en clases bajas donde la gente se cree, aunque sea temporalmente, parte de una elite consumidora de productos fabricados por las grandes cadenas trasnacionales, sintiendo que encajan en un nivel social que está fuera de su realidad. Por otro lado, la comida rápida tiene una cantidad de saborizantes artificiales y adictivos que disparan los jugos gástricos, haciéndonos imposible "comer sólo una".

Tuberías buliversitarias: el reflejo de nuestro estado de conciencia

En junio de 2003 las tuberías de acero galvanizado del drenaje de la Universidad Iberoamericana sufrieron continuas fugas de agua. Los especialistas contratados determinaron que dichas fugas se originaban en los baños de mujeres. Su conclusión fue que el ácido gástrico que se acumulaba en los excusados, proveniente del vómito de cientos de estudiantes bulímicas, picaba las tuberías. La concentración de ácido gástrico puede corroer con facilidad la tubería de un drenaje, sea de acero o de cobre.

Actualmente se estima que la incidencia de la bulimia dentro de la vida universitaria es de uno en cada cuatro, 25% de la población femenina. Esto explica las tuberías rotas de otras universidades privadas también.

El ácido clorhídrico proveniente del vómito es causa de pérdida de piezas dentales, úlceras y cáncer en el esófago.

Carla Arellano, nutrióloga de la clínica Eating Disorders México, afirmó: "desconozco la cantidad exacta de jugo gástrico necesaria para dañar una tubería, pero sé lo corrosivo que puede ser, ya que llega a provocar la pérdida de los dientes por descalcificación, úlceras y cáncer en el esófago. No existe una media establecida, pero algunas pacientes han llegado a vomitar varias veces al día y por más de 10 años".[2]

Tratemos de ver esta película como lo que es...

---

[2] "La Gaceta", artículo núm. 71, 19 de agosto de 2003.

La gente afligida de bulimia aguda gasta una fortuna tapando con comida sus sentimientos reprimidos, aliviando así la presión por querer ser parte de lo que el mundo ya impuso como sinónimo de éxito; luego, llenas de culpa, explotan repetidamente su dolor y frustraciones acumuladas en el escusado hasta romper tuberías de metal... Al mismo tiempo, miles de niños mueren de hambre en todos aquellos rincones olvidados del mundo...

¿En dónde está el nivel de conciencia del ser humano?

La situación actual de los colegios particulares...

Después del incidente de las tuberías de la Ibero, y de que otras instituciones de estudios superiores reportaron (desde luego, no de manera oficial) incidentes similares, varios colegios particulares decidieron "tomar medidas" para "solucionar el problema" y comenzaron a cerrar los baños con llave.

Es como el chiste en donde un señor angustiado le platica a su amigo que todas las tardes cuando llega de trabajar se encuentra a su mujer haciendo el amor con el vecino en el sofá. A la semana siguiente se encuentra con el mismo amigo y le dice orgulloso que había solucionado el problema, ¡vendiendo el sofá!

> El cierre de baños con llave lo único que garantiza es que la persona bulímica salga de la escuela convertida en una granada sin gatillo, en un accidente en espera de suceder. Todos vamos conduciendo al lado de estos accidentes en espera de suceder.

¡Están haciendo "bombas de tiempo", eso es todo! Las probabilidades de que al salir del colegio se incida severamente en el ciclo atracón/purga son altísimas.

Esto pone en riesgo su vida por la severidad del atracón por el cual salen literalmente "disparadas", y pone en riesgo la vida de todos los que van conduciendo en las calles...

¡Estar dentro del coche con una bulímica avanzada en busca de su siguiente atracón debe ser una experiencia aterradora! No vas consciente de lo que estás haciendo. Lo sé por experiencia. Dado que se experimentan bajas en los niveles de serotonina acentuadas, aunadas a la adicción fisiológica a los carbohidratos refinados, la persona va fuera de sus casillas.

La instauración de monjas en plan policíaco no es la solución y garantiza que las chicas enfermas se sientan todavía más orilladas a esconder su enfermedad. ¿Cuántas jovencitas en tal situación crean accidentes automovilísticos? Varios, te lo garantizo.

Síndrome de la súper mujer: el disfraz de la seudoliberación femenina

Al finalizar la década de los sesenta comenzó la búsqueda de la igualdad, que logró únicamente la seudoliberación femenina, causa primordial de la aparición del síndrome de la "súper mujer" actual.[3] Dado que nos "liberamos",

---

[3] Síndrome de la súper chica, causa sociocultural primordial en la aparición de los desórdenes alimenticios como fenómeno histórico.

ahora tenemos el "derecho" de compartir los gastos para sostener la economía; tenemos la "libertad" de tener hijos y carreras exitosas; somos "libres" de perseguir de viril manera carreras en un feroz mundo laboral, aunque seamos menos remuneradas por el mismo puesto que se le ganó al "licenciado tal". Somos libres de estar al pendiente de los roles tradicionales femeninos y de lucir al último grito de la moda...

Alguien por favor acláreme: ¡¿Qué de liberador tiene la liberación femenina en la que vivimos?!

Dichos roles ejercen una fuerte presión sobre la mujer para lucir la figura que la sociedad actual impone como "la talla aceptable". Y para cubrir estas demandas del entorno, la mujer recurre a métodos poco sanos: desde consumir sobredosis de café para tener cuerda suficiente hasta ingerir anfetaminas para suprimir el apetito.

El síndrome de la súper mujer es la causa principal en la creación del fenómeno "machismo femenino", que no es otra cosa más que el péndulo de la mujer reprimida llevado al otro extremo.

El mundo de la moda femenina: de regreso a manos de la mujer

A raíz de que los hombres homosexuales tomaron las riendas de la moda femenina, se impusieron estilos *unisex* que eliminaron la curva característica de la mujer. La imagen de la mujer se ha virilizado. Es una extensión del machismo femenino antes mencionado. Mientras la moda para la mujer no regrese a manos de la mujer que acepta las curvas como algo bello, seguiremos haciendo de mujeres niñitas sin curvas asexuadas, atendiendo a la necesidad demográfica del hombre homosexual enfadado con la mujer porque él no puede serlo.

Recuperemos la cordura.
¡La mujer es bella en todas sus formas!

Lo oscuro de la era *light*

La era actual "enseña a las mujeres a odiar su propio cuerpo, debido a la existencia de industrias enteras basadas en fomentar la inseguridad acerca del cuerpo femenino: autores de artículos de belleza, "gurús" de las dietas, "asesores de imagen" diseñadores de moda, celebridades y modelos que producen videos de gimnasia, centros de cosmética, salones de bronceado, academias de pilates, danza, cirujanos plásticos..., han convencido a las mujeres de que, tal como están, 'no están los suficientemente bien'."[4]

Y para estarlo, se someten a cirugías por las cuales se endeudan, pagan consultas costosísimas a expensas del presupuesto familiar, porque la mamá está segura de que cuando se convierta en una de las mujeres desesperadas que hay que admirar, su vida entera será fenomenal.

¿Cuál es la sorpresa entonces cuando llega una niña con anorexia avanzada a sus nueve años de edad?

¡Es sólo la consecuencia lógica que podemos esperar!

---

[4] López Madrid, S.T.V., *Prevención de la anorexia y bulimia*, Nau Libres, Edicions Culturals Valencianes, 2005 p. 88.

El papel de los medios de comunicación y su impacto en el sexo masculino

La influencia de la moda y su incesante propagación de que únicamente la delgadez extrema o un físico escultural son considerados "éxito", muestra ya también sus feroces garras en las cifras de personas enfermas pertenecientes al sexo masculino. Numerosos estudios señalan que el hombre, en décadas recientes, se ha tornado en extremo preocupado por su apariencia física, desatando desde anorexias y bulimias clásicas hasta la oleada de la vigorexia.[5] Los gimnasios están llenos de hombres adictos a su imagen física y al ejercicio con tal de convertirse en parte del "éxito".

En verdad, las ramificaciones de los desórdenes alimenticios empiezan a enseñar sus diversificadas caras.

Cambiemos el enfoque...

Enfrentémoslo, los desórdenes alimenticios se han convertido en una cuestión de moda. Dado que llamar a alguien "anoréxico" es prácticamente un halago, es vital cambiar el enfoque, comenzando por el cómo llamamos a los diferentes trastornos. *¿Te enteraste de que fulana es anoréxica?* Se escucha el chisme entre las amigas... Pero lo que yace en el fondo de dicho comentario es: *lo que no daría yo por tener esa disciplina...*

El día en que a la anoréxica se le llame "comedora compulsiva reprimida", se dejará de ver esa enfermedad como

---

[5] Trastorno caracterizado por la presencia de una preocupación obsesiva por el físico y una distorsión de la imagen corporal; hay una adicción al ejercicio, particularmente aquel que produce musculatura. Conduce al aislamiento y reduce la calidad de vida de la persona que lo padece. Aunque también hay mujeres que sufren de vigorexia, por el momento la población afligida es primordialmente masculina.

una cuestión de admirada disciplina. De igual manera, el día en que a la comedora compulsiva se le llame "anoréxica frustrada", se dejará de tratar a las gorditas como las socialmente repudiadas. El día en que dejemos de admirar la delgadez sin tomar en consideración la forma en cómo se llega a ello, la bulimia podría dejar de estar en apogeo...

Para tratar de solucionar dicho apogeo y como solución para aquellos pacientes que no responden a psicofármacos, actualmente se está recurriendo a métodos retrógradas propios de la despiadada medicina mecanicista...

Psicocirugía o leucotomía límbica: fusión del electroshock y la lobotomía

Practicada en el Hospital 20 de Noviembre. En las palabras del doctor Manuel Hernández Salazar, jefe de enseñanza del Centro Médico Nacional, el procedimiento quirúrgico consiste en "anestesiar al paciente de forma general para luego, con el apoyo de trépanos (instrumento para perforar el hueso), introducir un par de electrodos profundos al cerebro, los cuales aplican una serie de impulsos caloríficos (radio frecuencias) a los puntos encefálicos seleccionados, y así provocar lesiones (quemaduras), con los que se busca eliminar el origen de los trastornos psiquiátricos".[6]

Esto es básicamente un electroshock, sólo que aplicado a cerebro abierto... **Hemos hecho de la ciencia psiquiá-**

---

[6]   De la Peña, Héctor, "Ciensalud", julio de 2006.

trica un laboratorio vivo, mutando síntomas con tal de cubrir los requisitos de eficiencia de los seguros. Maestro, terapeuta, médico: ¿han presenciado la aplicación de 300 voltios de electricidad al cerebro de un ser vivo? ¿Cómo, en el nombre de la dignidad humana, podemos llamar a eso "curación"?

La psicocirugía es la amputación sofisticada del ser humano. Puede causar secuelas, como una lesión de la memoria que probablemente sea intensa durante los meses postoperatorios y en ocasiones permanente.

Del picahielo al trépano: "avances de la ciencia"
Egaz Moniz, pensando de que la raíz de comportamientos no deseados se encontraba en el lóbulo frontal, decidió trepanar el cráneo a dos chimpancés para extirparlo. Azorado por el cambio de los changos ya domesticados, concluyó que el origen de los comportamientos aberrados se hallaba en el lóbulo y, en 1935, efectuó la primera lobotomía en un ser humano, introduciendo un instrumento que asemeja un picahielo por el zócalo del ojo hasta llegar al lóbulo frontal. Walter Freeman popularizó la cirugía, hasta convertirla en un show teatral. En los años setenta vivimos la era "Naranja mecánica" de Stanley Kubrik, operando a diestra y siniestra, ofreciendo a madres con hijos inquietos o a esposas con maridos infieles "la solución perfecta", creando una generación de zombies sin voluntad propia.

La medicina evolucionó y cambió el instrumento –pero no abolió el método. Actualmente modernizada, la psicocirugía es la fusión del electroshock con la lobotomía,

El picahielo de la lobotomía de los años treinta es el trépano de la psicocirugía actual. Es exactamente la misma violación de la dignidad, apenas un poco más sofisticada.

sólo que en vez de llegar al lóbulo frontal por el zócalo del ojo para aplastarlo con un picahielo, utilizan un trépano que perfora el cráneo y manda impulsos caloríficos o eléctricos para lacerar el punto encefálico seleccionado.

Psiquiatría viene del griego psique, que significa alma

Cuando el alma sufre, la mente y el cuerpo lloran... La esencia de la enfermedad no desaparece. Muta y toma otra forma. La enfermedad sí tiene un sentido, pero el ataque a los síntomas no son el camino. La psicocirugía arrebata la virtud de rescatar la lección detrás del padecimiento.

La medicina mecanicista no ha curado más personas, sólo las ha distribuido a otras nuevas y diversificadas enfermedades; no hay menos enfermos, sólo más variedad de enfermedades.

Debemos terminar con la era mecanicista y devolverle a la ciencia su carácter espiritual, expresado desde las filosofías más antiguas con el principio de unidad detrás. Es imperativo que la medicina se rehumanice y recobre su carácter esencial. Empecemos por quitarnos la careta y reconocer que los síntomas de los desórdenes alimenticios son el reflejo de nuestro estado de conciencia social. Terminemos con la doble moral. El momento que estamos viviendo nos escupe en la cara que llegó el momento de despertar.

Anorexia: suicidio socialmente aplaudido

La anorexia es el perfeccionamiento del sistema de inanición autoinducida cuyo sustento psicológico es la fantasía histérica de permanecer en un estado de infancia.[7]

Comprendiendo las bases...

La ausencia de autoestima, la culpa ante la sexualidad, el temor al fracaso, la vergüenza de la adolescencia y la ansiedad por alcanzar las metas de un entorno inhumano son la tierra de cultivo en donde la enfermedad crece.

La inseguridad, la necesidad neurótica de ser la "niña modelo", el miedo a crecer y el pánico a la gordura son la fuerza que la alimenta.

Anorexia, cuyo nombre literalmente significa falta de apetito, no es en sí la esencia de la enfermedad. La persona que sufre de anorexia siente hambre todo el tiempo, pero su acentuada disciplina y los rituales neuróticos de los cuales se alimenta logran hacer que los retortijones sean suprimidos –durante años– ¡incluso décadas!

---

[7] Weitzner, A., *El camino hacia la recuperación de anorexia y bulimia*, Editorial Pax México, México, p. 33.

Anorexia restrictiva

La anorexia restrictiva se origina desde la niñez y puede hacer su aparición desde muy temprana edad, en algunos casos incluso antes de cumplir los diez años. Se aplica el término restrictiva **para indicar la ausencia del síntoma atracón/purga, poniendo al ayuno como síntoma primario de sustento de la enfermedad.**

El perfil común de la anorexia nos habla de un entorno familiar inmediato con acentuadas tendencias perfeccionistas, en donde la apariencia y ser "destacados" juegan roles de importancia. Es común que se venga de un hogar en donde los padres tienen un nivel cultural y educativo superior al promedio, en donde las metas elevadas sean fácilmente impuestas. En varios casos se ha observado la presencia de adicciones en los padres, siendo lo más común el padre multi-logros o adicto al trabajo y la madre ya sea con un desorden alimenticio propio, o con una obsesión por la delgadez. Alcoholismo/tabaquismo sociales son frecuentes y abuso sexual en la infancia en ocasiones también está presente.

¿Cómo saber si tengo a una anoréxica(o) en mi clase?

Dado que la anorexia es el juego de la complacencia eterna, el anoréxico es tu alumno ideal..., ordenado, con bonita letra, buenas calificaciones, nada respondón. Hace lo que tiene que hacer y mucho más. Dado que hablamos en ocasiones de una inteligencia superior al promedio, es probable que exista apatía y aburrimiento en clase. Termina los ejercicios antes que los demás, y tú te las tienes que ingeniar para mantenerlo ocupado. Dado que vive con la energía constante del autoconsumo corporal, la hiperactividad es un síntoma muy usual.

La letra de las anoréxicas puede ser extremadamente pequeña o demasiado grande. Esto denota la necesidad de reafirmar su ser físico mediante el engrandecimiento de los pensamientos escritos, o bien, de ocultarse por medio de la disminución de éstos.

Notarás angustia en la niña si no te entrega la tarea perfecta. A ratos la sentirás frustrada con su resultado del examen, aunque la calificación haya sido de diez. Son muy metódicos y las cosas las hacen siempre de manera sistematizada y calculada. Hay nula tolerancia al error, un gravísimo error para ellos puede ser a veces lo ligeramente desalineado de la perfecta letra.

> Hay un callado nerviosismo siempre presente. Una angustia que se maneja por medio de conductas obsesivas y rituales constantes: dónde y cómo acomodo la pluma; de qué tamaño debe ser mi letra, cuántos tipos de letra diferentes puedo hacer, lo que sea con tal de ocupar a la mente obsesiva.

La hora del recreo: 30 minutos de angustia...

La hora del recreo no puede ser una experiencia de deleite como para los demás. Para la niña o el niño enfermos es una media hora dedicada a pensar en cómo deshacerse de su hambre, mirar su bolsa del *lunch*, y luego irla a tirar.

Quizá sea de las niñas retraídas que parece estar sumamente entretenida consigo misma, ¡y puedes estar segura que sí lo está! Sumando, multiplicando, restando y dividiendo las calorías de los diferentes pedazos y diminutas fracciones de la migaja de pan que se dio permiso de comer... Lo que aparentemente por fuera parece ser una niña callada y buena sentada en la banca contemplando su sándwich, el diálogo que internamente está tomando lugar son variaciones de un proceso de raciocinio similar a éste:

¿Cuántas mordidas de sándwich me comí ayer? ¿Corrí lo suficiente después? ¿Qué diré en casa hoy para no comer? Ayer me cacharon el plato de comida lleno en el clóset. Hoy, ¿cómo le voy a hacer?

Arranca un pedacito del sándwich y corre al bote a deshacerse de él, con alivio, pensando que ya no hay más que temer. Después se pone a jugar o a correr, no con fines recreativos, sino con la intención de eliminar las calorías y castigarse a sí misma por la falta de disciplina cometida.

Así pasan los angustiantes minutos eternos de todos los recreos... 30 minutos de una eterna toma de decisiones.

El infierno contagioso de "nunca nada es suficiente"

La persona anoréxica no admitirá abiertamente estar molesta con nada ni con nadie, aunque tú sientas una callada hostilidad ante cualquier situación. *Quizá podría haberlo hecho mejor*, te dice triste —aun cuando le entregas su calificación perfecta. No encuentras la manera de alentarla, de hacerle ver cuán valiosos son sus logros... Nada parece satisfacerle.

Ve con envidia callada a la de al lado que se entusiasma con su "humilde" ocho. *Eres una mediocre* le dice de inmediato para poncharle su burbuja de felicidad. Las otras niñas no quieren acercarse a ella, las hace sentir mal de sí mismas y por instinto la evitan. *Fulana no es divertida* te contestará alguna alumna si le cuestionas su falta de interés en su compañera, *siempre echa a perder los juegos. Lo que empieza siendo divertido con ella siempre acaba mal. No sabe jugar.*

Y sí, efectivamente, la niña enferma *no* sabe jugar. Todo es una competencia, una oportunidad para establecer su frágil identidad. Al ser rechazada por las demás, regresará a confirmar su libreto original: "soy un ser antisocial". Poco a poco la niña perderá todo deseo de acercamiento con los demás. Dado que en ocasiones existe una alta sensibilidad, es probable que te la encuentres en pláticas intensas y profundas con una mascota o cualquier animal; una búsqueda de satisfacer su necesidad de contacto con algo vivo que no le cuestione nada, que simplemente esté ahí para escuchar.

Probablemente sea de las que siente la necesidad continua de educar al grupo por ti. Ella sí sabe cómo se "deben" hacer las cosas. Continuamente quiere mejorarse y mejorar a todos. A los otros niños les cae mal; prefieren hacerlo mal a su manera que bien a la de ella. Eso es algo que ella no puede comprender ni tolerar, y reacciona fuertemente tratando de imponer su volun-

> Quizá sea de las niñas aisladas que sólo quieren jugar con sus muñecas, acariciándolas continuamente y narrándoles historias felices sin parar; con ello aquietan sus nervios ante el entorno que buscan evitar.

tad. Puede que reaccione con berrinches, o bien sólo se retraiga del grupo repentinamente o de manera gradual.

El deseo de cambiar y mejorar a sus compañeros, a la clase, incluso a ti, es la manifestación neurótica de su inhabilidad para cambiar su entorno primario familiar. Dado que en casa las cosas son inestables, la compulsión por ejercer control será paulatina o repentinamente creciente. De ahí posiblemente fluctúe hacia el callado enojo y la apatía social consecuente.

Una callada rigidez...

El lenguaje corporal deja de ser suelto y espontáneo. Las niñas anoréxicas son sumamente conscientes de sí mismas. La colita de caballo siempre debe estar perfectamente alineada y el moño que la acompaña siempre debe combinar. La encantadora coquetería infantil termina y el autocontrol patológico comienza. Siempre harán lo que sea necesario para estar en la lista de excelencia. Querrán complacerte siempre, sobrepasando continuamente tus expectativas.

Podrás notar ciertas fobias. Renuencias al cambio. Ser movido de asiento sería una experiencia ante la cual reaccionaría fuertemente. Sus útiles escolares siempre organizados de cierta manera. Hay rituales con respecto a todo. Notarás que se las ingenian para siempre tener una sonrisa y dar la respuesta perfecta, aunque se estén consumiendo por dentro.

En el aspecto físico...

Es posible que tenga ojeras y un tono poco sano en la piel, que paulatinamente se torna más amarillento/anaranjado conforme el peso va disminuyendo.[8] La baja de peso puede ser extremadamente paulatina, así que por favor, **no te vayas con la "idea" de que si no está esqueléticamente flaca, no tiene anorexia.** Para cuando la veas ya demasiado delgadita, es porque la enfermedad ya habrá estado activa por los menos desde un par de años atrás.

Por favor, pon atención: *No estoy sugiriendo que todas las niñas delgaditas son anoréxicas.* Hay niños que son naturalmente delgados y muy sanos. No le dan gran énfasis a la comida, y comen lo que naturalmente sienten que tienen que comer.

> El trastorno es mental; cuando el cuerpo hace notorio el daño es porque la enfermedad ya está bastante avanzada, habiéndose incubado posiblemente desde los 4-6 años de edad.

Dentro de la cabeza de Ana la Tirana

El proceso de raciocinio de una persona con anorexia es complejo por naturaleza, sin embargo común entre todos los que la padecen. Dado que la enfermedad es el deseo inconsciente de permanecer en un estado de infancia, ejercer control sobre el cuerpo es la manera de adaptarse a los cambios repentinos de la adolescencia.

¿Cómo se habla a sí misma la persona enferma?

---

[8] Por la presencia de carotina en la sangre.

Aunque todo ser humano adopta una manera de justificar sus actos ante sí mismo de forma totalmente particular, el siguiente proceso de raciocinio es la forma común en la que la enfermedad se desarrolla.

- **Mientras controle lo que coma, nunca tendré que salir de la etapa de "niña buena"...**

Lo único que tengo que evitar, es que mi cuerpo crezca... ¿Qué tan difícil puede ser dejar de comer?, piensa en algún rincón de su fantasía, *todo es cuestión de disciplina...,* y *sabe* que la tiene. Todos se la han aplaudido siempre. Ella cree que vale por sus logros, pero en realidad nunca encuentra verdadera satisfacción en ellos, o quizá la encuentra, pero nunca dura tanto como esperaba, y mientras más logra, menos dura... Una confusión más a su lista de confusiones. Pero dejar de comer sí es un reto que le atrae. Además, sabe, porque su entorno se lo ha confirmado una y otra vez, que puede lograr lo que se proponga... ¿por qué habría esto de ser diferente? **Comer es malo,** decide finalmente.

- **Estoy en control de la situación...**

La aguja mágica de la báscula y su constante caminito de bajada la hace sentir que ella "manda" y que va en control de la situación. Este fenómeno sirve de "afianzador a la estabilidad". Ella sí tiene disciplina. Sí tiene "pantalones" para amarrarse el estómago las 24 horas del día. Comienza a elaborar rutinas complejas para mantener el control: hábitos y rituales alrededor de la comida. A esta obsesión ella le llama "autocontrol". La báscula se convierte en su mejor amiga. Todo y todos las podrán decepcionar, pero las buenas nuevas que le da la báscula sí son confiables y constantes, así que ella seguirá haciendo todo lo que tenga que hacer para que la mágica aguja de la báscula siga su feliz camino de bajada y a ella pueda seguir diciéndose:

• **No soy obsesiva, soy enfocada...**

Los demás no entienden sus hábitos... le dicen "rara", pero la verdad es que en el fondo ella cree que le tienen envidia, aunque secretamente le encantaría verse con esos ojos que tanto la critican. Ella está segura de que no es delgada aún y todavía hay mucho trabajo por hacer. Poco a poco será más retraída. "No necesito a nadie", decide rotundamente con esa soberbia que la caracteriza, concluyendo que el mundo entero está lleno de hipócritas mediocres que no desean su sueño lo suficiente. En este engaño nace el argumento de relaciones públicas:

• **No estoy flaca, estoy a la moda...**

Le dice a todos con su mejor sonrisa. "Aún no estoy ahí... Sólo un kilito menos" se repite obsesivamente mientras corre, brinca, baila. Entre mareos y náuseas, entre la suma de la caloría y la multiplicación del carbohidrato, entre retortijón y retortijón, internamente, ya está firmado el acuerdo de:

• **Mejor muerta que gorda...**

La gordura es la peor pesadilla... Lo único que vale la pena en la vida es ser delgadilla, es lo que se dice a sí misma mientras limpia su última maraña de cabello del cepillo, el cual tiene que limpiar cada vez más seguido. Nadie la comprende. Sólo la báscula. Ella sí entiende sus necesidades, y a cambio, ella siempre le pide:

• **Sólo un kilito menos...**

Y siempre se lo da... a veces de dos en dos o de tres en tres, según lo bueno de cada mes.

El problema no es cuánto pesa... el problema es que pesa. Punto.

En esta enfermedad se podría llegar a pesar 20 kilos, y aun así eso sería algo por eliminar. Ésta es la esencia de la enfermedad: la paulatina pero constante autodesintegración, hasta que literalmente desapareces.

La lista de alimentos "buenos" y alimentos "malos"

La anorexia presenta un patrón común en todos los que la padecen: dividen los alimentos en "buenos" y "malos". El criterio de elección lo determina la cantidad de calorías que contiene el alimento en cuestión. Aunque cada persona establece un límite de calorías "aceptable" de manera individual, lo que sí es un hecho es que cuando un alimento llega a los tres dígitos, de inmediato pasa a la lista de "alimentos malos" o prohibidos.

Un patrón de conducta invariable en la anorexia es verificar el contenido calórico como primer paso. Lo curioso es que el hecho de que se vaya o no a comer ese alimento en particular no tiene importancia alguna. Contar las calorías de la comida se transforma de *hobbie* en empleo de tiempo completo. La mente de la anoréxica llega a convertirse en una incesante ecuación matemática alrededor de las calorías de los alimentos y de las calorías que queman los diferentes ejercicios a los cuales se someten.

Perfeccionismo: el tinte clásico de la anorexia

La anorexia se caracteriza por apoderarse de personas cuyo perfil psicológico indica acentuados rasgos perfeccionistas. El proceso de raciocinio perfeccionista es fácil de ubicar, el clásico "todo o nada", el vaso medio vacío y no medio lleno, el "me salió todo mal" ante el más pequeñísimo error.

Características del pensamiento perfeccionista:

1. Proceso de raciocinio en continua dicotomía. El pensamiento de "todo o nada" en que los perfeccionistas evalúan sus experiencias sólo como completamente negras o completamente blancas; tonos de gris intermedio parecen no existir. Un ejemplo para detectar y ubicar este tipo de pensamiento son las frases:

Si subo un poco de peso, seré una marrana

Si no escojo la carrera correcta, seguramente terminaré siendo un vago de la calle

Es completamente extremista, en todo.

2. Sobre generalización. Los perfeccionistas tienden a brincar a la conclusión dogmática de que un evento negativo se les repetirá sin parar. Un paciente relapso podría tener un pequeño tropiezo y decirte con lágrimas de rabia *¡nunca me voy a mejorar! Mi desorden alimenticio nunca me dejará en paz!*

3. Afirmaciones continuas de "debo". Cuando un perfeccionista no llega a su meta, taladra su propia psique con una tormentosa cantaleta de "debos": *no debí haber hecho eso... o Lo debí haber hecho de otra manera.*[9]

Encima de estos tres clásicos modelos de pensamiento, en la anorexia también se ha encontrado la fuerte presencia de pensamiento supersticioso, sobre personalización de los eventos y distorsión mental en la apreciación y percepción de los sucesos externos.

Por ejemplo, durante mi fase más profunda de anorexia, vivía en un internado de gimnasia olímpica en Estados Unidos. Los alimentos eran servidos por la persona encargada de los dormitorios... En ocasiones, cuando veía en mi plato servido que una gota de mantequilla tocaba una zanahoria, para mí era motivo para tirar todas las verduras, empezando por la zanahoria. Pero ahí no acababa la cosa, eso, estaba yo segura, era "el" indicativo de que tendría un mal día. Las zanahorias, sentía yo, de alguna manera la traían conmigo personalmente. Si tenía una falla escolar o el resultado de un examen no era tan perfecto como yo quería, de inmediato pensaba que era por

---

[9] Burns, *The Perfectionist's Script for Self-defeat*, Psycology Today, pp. 34-52.

la zanahoria contaminada de mantequilla que clarito me auguraba que un suceso malo se avecinaba. El raciocinio anoréxico es altamente común y similar... Mi asunto con las zanahorias era el problema personal con los chícharos de la chica de a lado.

Un vistazo al diario de una anoréxica

...Me sirvió brócoli con mantequilla... se derretía lentamente... cuando tocó también los chícharos entonces supe que ese sería un mal día.

1.20 Después del *lunch*

...me sirvió la cucharada de brócoli, más grande que lo de costumbre, luego vino la de los chícharos temidos. Pero eso no fue lo peor, todavía la vieja me pone una untada de mantequilla... "ponlo a un lado" le pedí dulcemente, tratando de controlar los gritos internos lo más posible. ¿Qué hizo la idiota? No lo puso exactamente donde estaba mi dedo precisamente indicando, lo puso al lado. Aquí empezó la tragedia... La mantequilla se derretía... hasta que eventualmente valió m... todo. La mantequilla tocó el chícharo de la izquierda... Ya para qué seguir mi día, si ya sabía que ese sería un mal día, no malo, pésimo, el peor de todos los días de mi ya perra vida. Respiré una vez, di las "gracias" por la servida y me senté a esperar a que la vieja se volteara. Cómo la odio.

Éste bien podría ser un párrafo en el diario de cualquier chica anoréxica... El de la anoréxica adulta no cambia mucho, *el g... no me habló, en ese momento supe que mi día sería de lo peor...* Los elementos de la cantaleta van cambiando según la generación, pero la esencia del rollo es básicamente la misma canción. Los procesos de raciocinio son increíblemente similares. Cuando en una sala para cuidados intensivos de desórdenes alimenticios hay un "intercambio de diarios", lo que más se escucha es, *los chícharos son para ti lo que para mí los espárragos...*, *tu manzana obsesiva, es mi pera maldita...* Variaciones del mismo tema.

El fenómeno en donde la persona se ve al espejo y ve a una obesa es indicativo de la clásica demencia por inanición, y claramente nos indica que aunque la persona se encuentra en manifestación física anoréxica, la comedora compulsiva reprimida es de hecho la apoderada mental.

Distorsión de la imagen de sí misma

Las anoréxicas invariablemente sufren de una distorsionada imagen de sí mismas, que oscila desde muy ligera hasta sentir terror de ver su figura en el espejo por el temor a confirmar que son su peor condena.

El delirio mental de la inanición

Dado que el cuerpo no reconoce la diferencia entre el hambre que es impuesta por uno mismo y aquella que es impuesta por el entorno, el delirio mental que narran los prisioneros en campos de concentración ante el fenómeno "hambre" y su consecuente obsesión mental por la comida, es el mismo que el de la anoréxica. Todo pensamiento es acerca de la comida... recordar sus olores..., sus sabores..., su textura... La gran diferencia es que un liberado de Auschwitz se sabía un esqueleto, mientras que la anoréxica muere de inanición convencida de que aún tiene un repertorio de grasa completo.

Hay que identificar si la persona está diciendo "me veo al espejo y veo a una obesa", o bien, quiere decir "no estoy tan flaca como quisiera". Éste es un punto muy sutil.

¿Cómo saber realmente qué ve la persona al espejo?

¿Es el clásico tinte de la exageración del pensamiento perfeccionista anoréxico, o realmente hay una distorsión total de la realidad? He visto casos en donde la persona grita al ver su reflejo, no lo soporta, no puede verse –siente pavor. Éste sí es fácil de ubicar. Además, ese delirio llega cuando el cuerpo está ya en fase de consumo total... son esqueletos ambulantes... Ahora, cuando la enfermedad se traza a contracorriente y la persona viene de C (comedor compulsivo) con sobrepeso, pero logra adoptar el síntoma ayuno, esta distorsionada percepción puede empezar aun cuando aparenta estar en un peso relativamente normal.

> El hambre reprimida lleva eventualmente a la locura. No puedes matarte de hambre teniendo a tu alcance todo tipo de comida y a toda hora sin volverte loca.

Anorexia no restrictiva

El término "no restrictiva" se aplica para diferenciarla de la anorexia sin el síntoma atracón/purga.

Existe un punto crucial que divide a la anorexia. La que tiene episodios bulímicos (ciclo atracón/purga) como síntoma de apoyo y la que no. Por lo general la anorexia sin presencia de bulimia como síntoma de apoyo tiende a ser mayor en las edades más jóvenes, o las infantiles. La anoréxica sin bulimia como uno de sus síntomas tiende a ser en exceso ordenada, mientras que la otra se da más al impulso. La primera se mantiene en una niñez perpetua, mientras que la otra vive una especie de adolescencia desenfrenada lo cual lleva en la fase última de la adolescencia a tendencias alcohólicas, mutilantes e incluso suicidas.[10]

Dado que este síntoma surge, en muchas ocasiones, como manera de rechazo a la aparición del ciclo menstrual, la llegada del síntoma atracón/purga literalmente atiende a una reprimida sexualidad. La bulimia, ya sea como síntoma de apoyo o como enfermedad principal, tiene una alta connotación sexual: "*te metes la comida para después poder sacártela* –ése es el juego que estás jugando contigo".[11]

Es vital poner atención a la presencia del síntoma, ya que éste indica una fractura más profunda en el ya fragmentado estado psicológico de la anoréxica. Para poder comprender qué es lo que sucede dentro de la mente de la persona enferma, veamos el diario semanal de una chica de preparatoria.

---

[10] Weitzner, A., *idem,* p. 47.
[11] Weitzner, A., *El ABC de los desórdenes alimenticios. Guía práctica para adolescentes,* Editorial Pax México, México, 2007, p. 84.

Día	Lugar y hora	Tipo de comida	Pensamientos
Lunes	8:00-9:00 am En clase	1 paquete de chicles	Necesito el chicle para darme cuerda. Me pregunto cuántas caries tengo, pero aun así, es mi solución para evitar el desayuno. Vi a mi hermano comiendo y pensé: ¿sabe siquiera él la cantidad de calorías que tiene un huevo? Pero lo importante es que yo sí lo sé.
	5:05 pm Cafetería de la escuela	1 manzana	Me pregunto si alguien me vio comprando esto. Seguramente la vendedora pensó, "¡vaya que está gorda! no debería comerse esa manzana". Tendré que duplicar mi sesión de ejercicios.
Martes	10:00 am	2 paquetes de chicles	Hoy me siento como una ballena. Espero tener la voluntad de no comer demasiado. Me encantaría no comer tanto chicle, me duele la mandíbula, pero no lo puedo evitar, no tengo fuerza de voluntad.
	3:30 pm En mi recámara	1 manzana, dos piezas de brócoli, ½ rebanada de pan, ½ rebanada de queso, 1 paquete de chicles	¡La regué! Pero vomité de inmediato, aunque me juré ya no hacerlo, pero ¿qué otra solución a mi atracón? Lloré dos horas sin parar después de ir al baño. Luego quise seguir comiendo, pero me aguanté.
	Noche		No pude controlar mis nervios del atracón de la comida. ¿Y si no vomité todo? Tomé media caja de laxantes. No entiendo por qué siquiera me tomé la molestia, sé que necesito por lo menos la caja entera para poder ir al baño. ¿A quién estoy engañando?
Miércoles		6 paquetes de chicles durante todo el día	Hoy voy a salir con P. No comeré nada en todo el día, si no, se me verá una panzota de embarazada.
Jueves	1:00 pm En mi recámara	3 paquetes de chicles, 1 taza de palomitas, 1 taza de espinaca cruda, 1 jitomate	¡No entiendo por qué comí tanto, deja de comer, cerda asquerosa!

Día	Lugar y hora	Tipo de comida	Pensamientos
Viernes	8:00-10:00 am En clase	2 paquetes de chicles	¡Hoy lo estoy haciendo fatal!, pero bajé tres kilos esta semana, así que no me siento tan mal. Quiero que ya termine el día y dejar de preocuparme. Mañana tendré la oportunidad de mascar todo el chicle que quiera.
	6:30 pm Mi recámara	½ pera, ½ taza de espinaca cruda, 1 rebanada de queso, 1 refresco dietético, 1 galleta	
Sábado	Durante todo el día 11:00 pm De regreso de la fiesta	8 paquetes de chicles 3 rebanadas de pizza, 1 taza de espinaca, 1 rebanada de pan, 5 galletas saladas, 1 bolsa de galletas, 1 taza de palomitas, 2 rebanadas de queso	Tenía tanta hambre –¡no podía parar de comer! Pero aunque no tenga hambre, ¡no puedo dejar de pensar en comer! ¡Soy un cerdo! Quiero que alguien me ayude a detenerme, pero nadie me entiende. Mi estómago va a explotar.
Domingo	Sola en casa durante el día 6:30 pm 9:00 pm	4 paquetes de chicles 1 pera	No puedo comer nada hoy. Tengo que compensar por el daño de anoche. Pero siento tanta hambre. Ésta es la mejor pera que he comido en mi vida. Se me derretía en la boca. Siento tanto miedo. Me siento sola y aterrorizada. Me odio a mí misma.[12]

Este diario semanal bien podría pertenecer a cualquier chica anoréxica. Las variantes son en realidad pocas. La goma de mascar, más que un "alimento", sirve como una

---

[12] Neuman-Halvorson, P., *Anorexia Nervosa & Bulimia. A handbook for counselors and therapists*, p. 3.

herramienta de apoyo que mata varios pájaros de un tiro: ocupa la mandíbula, "calma" las ansias de comer comida de la lista prohibida y se justifica con ello la sensación de que se está "comiendo" algo.

¿Qué pasa en su cabeza?

Confusión, confusión y más confusión…

A diferencia de su contraparte "Anita la calladita", "Ana vomitona" tiene un amigo secreto: el atracón/purga, al cual recurre sólo ocasionalmente, cuando el dolor del hambre es ya demasiado…

"…Ana y el atracón…

…es la perfección del sistema de inanición, sólo que con el eventual atracón-purgón. Matarse de hambre es ya su rutina de perfección, pero de vez en cuando el retortijón es cañón, es 'débil', se come una manzana, y derrapa en el atracón.

Sólo un par de bocados… se dice muy segura…, pero los sabores que los deseados carbohidratos soltaron en su boca le hacen perder la cordura… empieza comiendo a puños llenos cuanto puede encontrar, hasta que siente que tiene ir al baño a explotar…" [13]

Dado que este tipo de *Ana* es un poco mayor de edad, las hormonas de la adolescencia reprimidas son demasiado angustiantes de cargar. Por ello cae en el atracón/purga. Por un lado satisface temporalmente su necesidad fisio-

---

[13] Weitzner, A., *idem.*

Hasta 87% de niñas/adolescente anoréxicas con bulimia como síntoma de apoyo pasan a ser bulímicas al entrar a la vida joven adulta, y las estadísticas también comprueban que existe menor nivel de recuperación en la anorexia con presencia de atracón/purga como síntoma de apoyo.

lógica, pero más importante aún: ese atracón se convierte en la avenida para llegar al punto liberador: la purga.

Dado que el punto liberador se convierte en la adicción primaria, la anorexia lentamente puede irse transformando. **Aquí se da el fenómeno de la inversión de roles de las enfermedades casi ya fusionadas, y se pasa a ser una bulímica con anorexia como síntoma de apoyo.**

¿Cómo se comporta la persona enferma?

Dado que la anorexia no restrictiva hace su aparición en edades más tardías, la "rebeldía" es una de las características más activas. Es posible llegar a esta fase de los desórdenes alimenticios a partir de la anorexia restrictiva, que se transforma paulatinamente en no restrictiva al aumentar la edad, o bien, entrar directamente en ella.

¿Cómo ubicarla en clase?

Lo que tú digas, ella lo sabe mejor. Los clásicos suspiros y "ojos al cielo" son parte del callado maltrato que le dan a los demás. Pueden tener un precoz interés sexual. Les gusta en ocasiones perturbar la paz, hasta que gradualmente sólo provocan crisis tras crisis sin parar.

La anorexia por lo general opera de manera "callada", no son los alebrestadores abruptos del grupo, la hostilidad actúa de manera encubierta.

El estado de callado enojo genera un ambiente de tensión en la clase. Como si el síntoma de la niña estuviera tratando de llamar la atención del inconsciente de los demás. Pero aclaremos: **no estoy sugiriendo que la anorexia sea un mal transmisible, como un catarro es trasmitido, mas la comunicación entre los inconscientes sí es factible**. La psicología jungiana apunta a la observación del fenómeno "inconsciente colectivo" como algo crucial para mantener la salud mental de un grupo.

Anorexia automutilante

La automutilación se origina en la adolescencia y sirve como un medio para liberar tensión, rebelarse contra la autoridad y como catarsis de sentimientos de culpa, enojo, minusvalía y degradación; y en el caso de la anorexia, sirve como sustituto o una extensión del síntoma atracón/purga.

El estudio Casper identificó la presencia de este síntoma de la anorexia en la publicación de los archivos generales de psiquiatría en 1980.

De igual manera que la entrada del síntoma atracón/purga marca un punto donde la enfermedad indica claramente que trazó una ruta todavía más profunda, la llegada de la automutilación nos habla de una fragmentación más del ya fragmentado estado psicológico.

Dado que este síntoma es motivo de gran vergüenza, sería dificilísimo saber cuántas son las personas que lo padecen.

La automutilación es la anorexia enviando un síntoma más doloroso para distraer a la persona de los agudos retortijones de hambre, proveyéndola a la vez de un liberador que ventile la ira reprimida.

La persona no encuentra la manera de confesar su secreto. La falta de apertura con respecto al tema es más que comprensible. *¿Con qué cara le dices a alguien:* me mutilo para sentir alivio, *sin sentir pavor de lo que pensará esa persona de ti?*

He tenido contacto con varios casos de personas que desgraciadamente adoptaron este síntoma..., uno es más triste que el anterior, pero por ahora les platicaré de "D".

A partir de los 17, D, con varios kilos de sobrepeso, adoptó el síntoma ayuno y redujo su consumo a menos de 500 calorías al día. Para los 21, los síntomas automutilantes hicieron su aparición, pese que aún tenía un ligero sobrepeso. Ella misma, realmente temerosa de lo que se había hecho, buscó ayuda médica. Le dijo al doctor que llevaba años con una dieta que consistía en no más de 300 calorías al día, y que así había logrado bajar 17 kilos. El doctor le respondió que, qué bueno, que ahora ya sólo le faltaban un par de kilos más. D se sorprendió terriblemente..., hasta abrirse diciéndole que se había cortado en el brazo, ella misma y sin razón aparente alguna...

El médico le dijo que eso era una reacción común al reciente cambio de trabajo que D antes le había narrado, y le aseguró que algunas adolescentes en ocasiones se agredían a sí mismas como adaptación al cambio, pero que todo regresaría a la normalidad una vez ajustada al nuevo entorno. D le dijo que cada vez comía menos, y el médico le contestó que no podía ser anoréxica, cómo, si todavía tenía un par de kilitos de más. El doctor diagnosticó a D como un caso ligero de síndrome de comedor compulsivo con stress postraumático sin necesidad de observación y el seguro le negó cobertura médica.

D misma en ese momento no se consideró anoréxica, porque efectivamente, tenía un par de kilos de más, y aun cuando llegó a tener 27 kilos de menos, tampoco se consideró anoréxica, por supuesto, ¡la enfermedad ya estaba perfectamente bien trazada! D siempre se vio a sí misma como llenita. Nunca disfrutó de los beneficios que el "ser delgada" le darían. A ratos no puedo evitar preguntarme si D estaría con vida de haber tenido un correcto diagnóstico.[14]

Pero peor aún, ¿cuántas de estas historias se siguen repitiendo por diagnosticar según el peso externo de la persona?

Síntomas comunes de la automutilación

Los síntomas de la automutilación varían, pero éstos son los más comunes:

• Cortarse la piel con objetos filosos

---

[14] El caso D será de nuevo tratado más adelante en el capítulo Bulimarexia: la fusión mortal, para ilustrar el caso clásico de la enfermedad a contracorriente.

- Escarbarse o quemarse la piel

- Rascarse o golpearse con la intención de lastimarse

- Picarse con agujas

- Golpearse la cabeza

- Presionarse los ojos

- Morderse el dedo o el brazo

- Jalarse el pelo

- Pellizcarse la piel

Sutiles indicativos para detectar anorexia

Requerimiento de la justificación...

Dado que la anorexia es característica por su deseo de complacer, la decisión de "comenzar a bajar de peso" en ocasiones se tiene que hacer con consentimiento de alguien más. No te pedirá permiso directamente, posiblemente tu alumna (hija, sobrina) te comente lo interesada que está en la salud, y que ha decidido ejercitarse más y cuidar las calorías.

"¡Qué bueno!", le respondes alentándola, "siempre es bueno estar pendientes del cuerpo" le dices para instruirla, sin remota idea del flaco servicio que le estás haciendo, ya que en su cabecita eso se traduce como: "tienes mi consentimiento para hacer lo que sea para llegar a tu meta". Y alegre y gozosa dará un brinquito y la media vuelta ya con permiso oficial para destruirse. Y en su cabeza, ella está segura de que tú le diste permiso para hacer todo aquello que hace.

Dado que la anoréxica tiene un perfil de personalidad con tendencias a la meticulosidad, precisión, estética y exactitud, la siguiente lista de comportamientos te puede ayudar a ver si la enfermedad se está haciendo presente.

Observa:

- ¿Cambia de tipo y de tamaños de letra?

- ¿Deja su asiento con demasiado pelo?

- ¿Le choca ser cambiada de lugar?

- ¿Tiene una reacción de extrema frustración ante la falta de perfección?

- ¿Narra historias que te podrían llevar a la conclusión de que vive en un mundo ficticio?

- ¿Existe inhabilidad para relacionarse con los demás?

- ¿Parece siempre estar nerviosa?

- ¿Ninguno de los logros escolares le da genuina satisfacción?

- ¿Se critica a sí misma y a los demás?

- ¿Es especialista en detectar errores?

- ¿Ve el punto negro en la hoja blanca o una hoja blanca con un punto negro?

Incidencia

¿Qué tan común es la anorexia?

Durante muchos años la anorexia fue considerada una enfermedad extraña. Uno de los primeros esfuerzos por entender la enfermedad se llevó a cabo en la Clínica Mayo en los años treinta. Antes de eso, el paciente de anorexia era erróneamente diagnosticado con *"enfermedad pituitaria primaria"*. En los años setenta, "la única información con respecto a la anorexia nervosa impartida a grupos de consejeros de postgrado era que la enfermedad se trataba de un desorden de carácter raro, el cual seguramente no sería encontrado en otros pacientes".[15] Con dicha información, la enfermedad no era diagnosticada como tal realmente, pero en las siguientes décadas estas concepciones cambiaron, ya que, con muertes de figuras públicas (el caso Carpenter), la enfermedad fue reconocida como un mal social propenso a ocurrir en las clases altas y medias altas o bien, en familias con metas y expectativas elevadas.

Así pues, en la década de los setenta y los ochenta la anorexia fue identificada como una enfermedad, "un cáncer familiar", que ocurría primordialmente en el sexo femenino y pertenecía, como fue mencionado antes, a la clase de "elite" o superior al promedio.

La década de los noventa y la entrada del nuevo milenio nos demuestra lo que es: un cáncer social, un mal generalizado, aplicable a ambos sexos sin distinción de clase o status social. Aunque la anorexia sigue teniendo

---

[15] Neuman-Halvorson, P., *Anorexia Nervosa & Bulimia. A handbook for counselors and therapists*, p. 35.

incidencia mayor en clases sociales medias-altas, las clases de modestos recursos son afectadas también, precisamente porque son motivadas por el deseo de "encajar" y pertenecer a una "elite" social.

Actualmente la anorexia es más común de lo que imaginamos, más de lo que a simple vista podemos observar.

Muchos casos con fatídico desenlace son precisamente aquellos en donde la anorexia se origina con sobrepeso y el diagnóstico errado sirve como sentencia de muerte, ya que manda al paciente el mensaje de que el problema psicológico es inexistente.

> Dado que la enfermedad se origina en la mente, la extrema delgadez no debe ser el criterio a seguir. Para cuando el cuerpo hace el daño manifiesto, es porque la enfermedad ya está bastante avanzada.

¿Cómo se mide la recuperación?

Éste es un tema de debate entre los diversos profesionales en la materia. ¿Cómo se mide la recuperación? ¿Se considera recuperación al simple aumento de peso? ¿Las personas que experimentan recaídas periódicas son casos perdidos?

Si consideramos que ésta es una enfermedad producto de la sociedad contemporánea, mucho de lo escrito hasta ahora sobre el tema de "recuperación total a largo plazo" y de las estadísticas reales sigue siendo un tema "abierto".

Es vital tornar la atención hacia el peligro del forzamiento de aumento de peso como criterio de recuperación.

Cuando a una paciente se le obliga a subir de peso y el problema psicológico no es resuelto, las probabilidades de un intento de suicidio aumentan exponencialmente.

Para una anoréxica, "subir de peso" es una pesadilla y más temida que la muerte misma. Es por ello que se debe tener extrema precaución en la presión que ponen los seguros médicos en llegar a un peso específico como sinónimo de recuperación para poder dar de alta a un paciente.

Basada en mi experiencia personal y por llevar más de 20 años observando el fenómeno, el simple hecho de subir de peso indica sólo eso, una alza de peso, que de ninguna manera nos habla de la solución del problema desde su raíz. En definitiva, el hecho de aumentar de peso pone a la persona enferma fuera del área de peligro físico inmediato, mas no implica que la enfermedad haya sido superada.

Aumentar de peso es relativamente fácil de conseguir, sobre todo cuando se está hospitalizado. Estadísticas comprueban que ese peso es perdido de nuevo una vez que la persona regresa a casa. Mientras los seguros médicos sigan imponiendo un peso específico (en ocasiones la restauración del ciclo menstrual) para dar "de alta" a un paciente, el problema no se resolverá jamás. Se están "lavando las manos" para aminorar costos.

Todos los casos de anorexia superada hablan de la desaparición gradual del temor por la gordura. Este temor puede tomar años en dominarse, aun cuando se lleve un período prolongado en un peso sano. El pavor a la gordura tarda en superarse, y dado que la moda sigue imponiendo tallas diminutas como sinónimo de belleza, la recuperación real parece ser un sueño inalcanzable.

Ayudar a aliviar ese temor a "subir de peso" y dejar de ver a la comida como un enemigo, van de la mano de un trabajo psicológico profundo que lleva tiempo. Mientras se va recuperando la autoestima devaluada, el énfasis en el valor de la talla externa va disminuyendo. Conforme se van descubriendo metas, sueños y se van realizando, el peso deja de ser literalmente una cuestión de tanta relevancia. Pero subrayo, esto lleva tiempo y es cuestión de mucha paciencia.

> El impacto de los medios masivos de comunicación en cuanto a la propagación de tamaños "barbie", juega un papel determinante. El entorno cultural y social es en sí el difusor de la enfermedad.

Un excelente y elemental parámetro para medir el estado de recuperación de una persona es cuántas veces al día su mente se ocupa en la talla que se tiene, en qué se dice a sí mismo cuando ve su imagen en el espejo, el poder dejar atrás la noción de que el peso específico que se tiene determina la valía.

Por ejemplo, en mis primeros años de recuperación, el cómo me quedaban unos *jeans* era determinante de cómo sería mi día. Así de ridículo como suena. Mi novio llegaba a sentir pavor de la hora de la puesta de los pantalones, ya que sabía que si los sentía ligeramente ajustados, tendría mal genio todo el día... Me tomó meses, si no es que años superar esto. Viéndolo ahora, me da hasta pena reconocerlo, pero platicando con muchas personas recuperadas he notado que esto es de lo más común. No obstante, como he dicho anteriormente, llega un momento en que eso pasa a segundo término, hasta que realmente deja de importar e, irónicamente, cuando deja de tener importancia, la ropa se acomoda mucho mejor. Es importante también tomar en consideración que en las primeras fases de recuperación, sobre todo cuando se viene saliendo de un severo abuso corporal de diuréticos y laxantes, el cuerpo toma tiempo en ajustarse, y las variaciones de volumen por retención de líquidos se estabilizan.

¿Cómo podríamos entonces medir la recuperación? Tendríamos que dividirla en dos aspectos:

En el aspecto físico

- Dejar el uso de anfetaminas, diuréticos y laxantes por un lapso de dos años consecutivos (cuando se libra la raya de dos años, las reincidencias se reducen exponencialmente y en ocasiones el síntoma está en remisión total a partir de ese punto).

- Mantener un peso sano por más de dos años consecutivos.

En el aspecto socio/psicológico

- Dejar de poner énfasis en la apariencia.

- Disminución paulatina de la importancia del peso y la talla.

- Áreas de desarrollo y evolución activas.

Estadísticas de recuperación

La recuperación es un fenómeno multifacético, logrado en diferentes grados, desde parcial a total.

Los estudios realizados siguiendo el desarrollo de pacientes a largo plazo son poco alentadores: aproximadamente 70% de los casos se convierten en crónicos; existen hospitalizaciones recurrentes, impedimentos psicológicos continuos, relaciones de pareja o matrimonios que terminan, para concluir que la tasa de recuperación total es baja (uno de cada cuatro casos).

Por otro lado, los estudios también comprueban que los casos de detección temprana (durante los primeros años de desarrollo de la enfermedad) tienen más del doble de posibilidad de recuperación (tres de cinco) *versus* los casos en donde la enfermedad es diagnosticada en las últimas fases de la adolescencia y adultez temprana. Cuando la enfermedad cursa toda la adolescencia la condición se torna crónica en aproximadamente 60% de los casos.

Desde el punto de vista exclusivamente nutricional, alrededor de 50% de los pacientes diagnosticados y propiamente atendidos se recuperan completamente en un lapso de dos a cinco años. Aproximadamente 90% de los casos de anoréxicos atendidos encuentra empleo; más aún, entre 50 y 87% de estos casos recuperan el ciclo menstrual, e incluso en los casos en que el ciclo menstrual continúa ausente, la posibilidad de tener hijos no es totalmente descartada, al existir todavía la posibilidad de tener ovarios activos.

> Dado que la anoréxica rehuye la sexualidad, puede que tengan relaciones, mas eso no implica que se llegue a la verdadera intimidad.

Es probable que una chica anoréxica "recuperada" sufra una seria recaída una vez que contraiga matrimonio.

Para ellas, el acto sexual es en muchas ocasiones algo "a soportar", lo cual toleran para mantener el *status quo* de la relación y el status social que la clásica mancuerna con el hombre multi-logros exitoso financiero le puede proporcionar.

"La pareja entonces representa el medio por el cual la gestalt* inicial busca completarse para sanar la herida original (o la suma de traumas acumulados). Dado que las expectativas irreales nunca son saciadas, el modelo de pareja elegido perpetúa la necesidad de auto-castigo aún requerido.

"Así pues, todos los sentimientos suprimidos desde la niñez, todos los *loops* mentales que quedaron tapados mas no resueltos, se desatan por medio de la pareja, quien sirve como un espejo para sacar el síntoma del sueño del olvido en el que había estado."[16]

El panorama es abrumador, ya que, como las estadísticas demuestran, en la mayoría de las personas la enfermedad se convierte en crónica. Más de la mitad de los casos

---

* Significa etapa concluida; cuando una gestalt queda abierta por un trauma, el inconsciente atrae vivencias repetitivas en el intento de completar la gestalt inconclusa.

[16] Weitzner, A., *Los trastornos alimenticios y las relaciones adictivas. Cuando amar te destruye*, Editorial Pax México, México.

atendidos tienen recaídas y hasta 38% deben ser hospitalizados de nuevo en menos de dos años.

Esto nos lleva a concluir que la recaída es parte del proceso de recuperación, en el caso de lograrse una recuperación total, aunque aproximadamente 18% no se recupera, pese a internamientos y tratamiento psicológico profundo. La muerte por complicaciones derivadas de la enfermedad o por suicidio oscila entre 3 y 26%.

Aproximadamente 50% de las víctimas de anorexia recuperadas demostró seguir teniendo problemas significativos de adaptación a su entorno, y 67% mostró incapacidad de entablar relaciones duraderas de pareja. Otra revelación de los estudios seguidos a largo plazo es que, en algunos casos, las personas que subieron de peso, al paso de tres años se transformaron en comedoras compulsivas, llegando a la obesidad, y otro tanto sustancial de las enfermas se convirtió en bulímica.

Este panorama dista mucho de ser alentador. Por ello el énfasis en la temprana detección, ya que una vez que la ruta del trastorno mental queda trazada completamente al atravesar toda la adolescencia, las posibilidades de que la enfermedad se convierta en crónica son alarmantemente altas.[17]

---

[17] Autores diversos: Bliss and Branch, 1978; Hsu, 1980; Dally, 1981; Moldofsky, 1985; López Madrid, 2005.

Tabla de diferenciación de síntomas

Anorexia	Anorexia 1	Anorexia 2
Anorexia **sin atracón/purga** (bulimia) como síntoma de apoyo	Anorexia **con atracón/purga** (bulimia) como síntoma de apoyo	Anorexia **con automutilación** y bulimia como síntomas de apoyo
1. Origen de la enfermedad en la niñez y temprana adolescencia	1. Origen de la enfermedad en la mediana adolescencia (13-18 años) o como reacción a la aparición del ciclo menstrual	1. Origen de la enfermedad por lo general al cerrar la adolescencia (18-22 años)
2. Autodisciplina fanática	2. Dominio de los impulsos • Existencia de uso de alcohol • Suicidio • Recurrencia frecuente al vómito • Uso de laxantes/diuréticos	2. Dominio de los impulsos • Existencia de uso de alcohol y otras sustancias adictivas • Suicidio • Recurrencia intermitente al vómito o la mutilación como válvula de escape • Uso (poco frecuente) de laxantes/diuréticos
3. Delirio mental y distorsión de la imagen	3. Percepción de imagen dentro de rangos normales	3. Delirio mental y distorsión de la imagen
4. Depresión moderada	4. Depresión acentuada, culpa y ansiedad	4. Depresión acentuada (aunque disfrazada), culpa y ansiedad
5. No sociable	5. De sociable a muy sociable	5. Mayor pérdida de contacto social conforme el síntoma mutilante esté más avanzado
6. Sexualmente desinteresados	6. A menudo sexualmente activos, en ocasiones tendencias promiscuas	6. Sin preferencias establecidas

Anorexia	Anorexia 1	Anorexia 2
7. Hiperactividad (hasta que la enfermedad esté ya muy avanzada)	7. Presencia de moderada fatiga	7. Presencia de moderada fatiga
8. A menudo con frío: presión baja y pulso vascular bajo	8. Calor físico (después del atracón)	8. A menudo con frío: presión baja y pulso vascular bajo
9. Fase de sueño reducida pero estable	9. Alteraciones acentuadas de patrones de sueño	9. Alteraciones acentuadas de patrones de sueño; presencia de pesadillas recurrentes
10. Negación de hambre	10. Apetito en ocasiones desmedido sin la presencia de hambre	10. Negación de hambre
11. Sobreconcientización de cada bocado que entra a la boca	11. Ingerencia de alimento a gran velocidad (durante atracón y en privado)	11. Sobreconcientización de cada bocado que entra a la boca
12. Baja existencia de obesidad por lado materno	12. Mayor existencia de obesidad por lado materno, (en ocasiones alcoholismo, y tabaquismo de alguno o ambos padres)	12. Presencia de adicciones en los padres. Existencia de obesidad materna no especificada
13. Bajo peso antes de la enfermedad	13. Peso normal o incluso sobrepeso antes de la enfermedad	13. Peso normal o incluso sobrepeso antes de la enfermedad
14. Negación de conflicto alrededor del tema comida	14. Conciencia de que los patrones de alimento son anormales	14. Conciencia de que los patrones de alimento son anormales y que la automutilación no es normal
15. Continua, progresiva y paulatina pérdida de peso	15. Fluctuaciones de peso acentuadas	15. Continua, progresiva y paulatina pérdida de peso
16. Despreocupación por ser atractivo	16. Gran énfasis en apariencia física y preocupación por éxito con el sexo opuesto	16. Gran énfasis en apariencia física y preocupación por éxito con el sexo opuesto

Anorexia	Anorexia 1	Anorexia 2
17. Curso de la enfermedad puede ser un solo capítulo, pero prolongado	17. Curso de la enfermedad es casi siempre crónico e intermitente por un lapso de años	17. Curso de la enfermedad es casi siempre crónico e intermitente por un lapso de años
18. Quejas somáticas bajas	18. Quejas somáticas altas (dolores de cabeza, problemas estomacales y mareos)	18. Quejas somáticas altas (dolores de cabeza, problemas estomacales y mareos)
19. Estable relación con el padre	19. Mala relación con el padre, violencia familiar y/o existencia de abuso sexual en la niñez	19. Mala relación con el padre, violencia familiar y/o existencia de abuso sexual en la niñez
20. Renuencia a tratamiento	20. Más apertura a tratamiento (debido a la severa fluctuación de estados de ánimo)	20. Poca apertura al tratamiento por la vergüenza del síntoma
21. Ingerencia sólo de alimentos bajos en grasa y en calorías	21. Ingerencia de comida con alto contenido calorífico durante atracones[18]	21. Decremento paulatino de alimentos conforme la auto mutilación va en aumento

Consecuencias físicas

Además de la depresión, accidentes y el suicidio, los siguientes daños son comunes:

1. Amenorrea (detención del ciclo menstrual).

2. Constipación y molestias abdominales frecuentes.

3. Descalcificación (si se prolonga lleva a la osteoporosis temprana).

4. Paro cardíaco.

5. Paro renal.

---

[18] Neuman-Halvorson, *op. cit.* p. 18.

6. Anormalidades dermatológicas:

• Lanugo, un pelo fino, tipo pelusa que comienza a aparecer en el cuerpo.

• Decoloración amarillenta/anaranjada debido a la presencia de carotina en la sangre.

7. Pérdida de cabello y dientes.[19]

Los daños mortales de la anorexia

Aunque el deterioro externo de la anorexia es alarmante, los daños internos son mortales:

El riesgo más peligroso que se corre en la anorexia son las anormalidades de electrolitos y fluidos corporales. Estas anormalidades pueden resultar en la muerte. **Las más peligrosas son deshidratación y deficiencia de potasio. Las deficiencias de potasio** producen debilidad muscular, distensión abdominal, irritabilidad nerviosa, apatía, confusión mental, sensación de letargo y arritmia cardiovascular. Muerte a causa de falla renal o cardíaca puede ocurrir. Estos factores son más aptos de aparecer en anoréxicas que recurren al vómito y al uso de laxantes. No es poco común encontrar desbalances de electrolitos en individuos que al exterior aparenten estar relativamente bien. En muchas ocasiones, la muerte ocurre en pacientes que no parecían estar tan mal ni con un peso alarmantemente bajo.[20]

---

[19] *Idem.*

[20] *Idem*, p. 16.

Síntomas comunes

- Baja temperatura corporal (hipotermia).

- Hiperactividad o letargo (cuando la enfermedad ya está avanzada).

- Pulso cardíaco lento (bradicardia).

- Baja presión sanguínea (hipotensión).

- Estreñimiento (insuficiencia intestinal por la falta de alimento y por el abuso de laxantes).

- Bajos niveles de azúcar en la sangre.

- Conteo bajo de células blancas en la sangre, que coincide con una increíble resistencia a las infecciones (tu alumna o paciente enferma puede ser la única de la clase o de su casa que no padezca las gripes comunes).

- Niveles de colesterol altos, lo cual es desconcertante ya que no existe ingerencia de alimentos altos en colesterol; sin embargo, esto se debe a la inanición que lleva al cuerpo a la necesidad de mover cualquier grasa al torrente sanguíneo para transformarla en energía.

- Anormalidades endocrinas que pueden alterar el crecimiento (el cual reasume su curso normal una vez que se llega a la recuperación, en cuyo caso se sufre de desarrollo tardío).

- Inflamación y adormecimiento de piernas.

- Inflamación de ganglios mandibulares y submaxilares que dan la apariencia de tener "cachetes de hámster". Esto se debe al síntoma atracón/purga.

- Acetona en la orina. Esto nos habla de desnutrición, el cuerpo no está recibiendo suficientes nutrientes y metaboliza las reservas de grasa.

- Bajos niveles de zinc en plasma.

- Niveles elevados de urea, nitrógeno y queratina, lo cual indica deshidratación.

- Encimas de hígado elevados, los cuales son soltados cuando hay daño al tejido.

- Amilasa elevada.

- Represión de secreción de hormonas sexuales.

- Abolición o reversión del ritmo del serum cortisol diario (anormalidad endocrina también frecuente en gente con depresión o estrés crónico).

Causas

Hasta la fecha nadie sabe a ciencia cierta la etiología exacta de la anorexia, pero los estudios apuntan a la combinación de los siguientes factores:

- Situaciones de vida estresantes y presionantes: expertos afirman que la anorexia se gesta dentro de un cultivo de alteraciones en la vida con la cual el sujeto no puede y tiene dificultad de acoplarse.

- Adolescencia: la anorexia se da, en la mayoría de los casos, en esta etapa. Se gesta como reacción a la inhabilidad de responder a los intensos cambios de la misma.

- Ambiente sociocultural: la enfermedad se hace presente como reacción al síndrome "súper-mujer" de nuestra época y como reacción a haber crecido en un ambiente con altas expectativas. La moda, que claramente erradica las curvas en la mujer de 30 años a la fecha, también es un factor cultural preponderante.

- Predisposición biológica.

- Asuntos familiares: estudios apuntan hacia la presencia de una figura materna rígida, poco afectiva, inflexible y con fuerte voluntad de imponer sus expectativas, así como de una figura paterna ausente o intermitente. En ocasiones hay la presencia de diabetes materna, alcoholismo, depresión y obesidad, aunque no hay resultados concluyentes establecidos.[21]

Criterio de diagnóstico

Según el Manual de Diagnóstico y Estadística de enfermedades Mentales, éstos son los puntos de diagnóstico:

1. Miedo intenso a ser obesa, el cual no detenga el proceso de pérdida de peso.

2. Distorsión de la imagen de sí misma.

3. Estar por debajo del peso sano en 15-20%.

4. Renuencia a mantener un peso normal.

5. Inexistencia de una enfermedad física a la cual atribuir la pérdida de peso.

---

[21] *Idem*, pp. 24-29.

Factores predisponentes

• Ingresos elevados y alto nivel educativo del padre y la madre.

• Crecer en un hogar donde existan altas expectativas, sin pertenecer necesariamente a una clase socioeconómica media-alta.

• Problemas alimenticios en la primera infancia.

• Baja autoestima.

• Predominio de conductas neuróticas y obsesivas.

• Conductas perfeccionistas acentuadas.

• Sobreprotección materna.

• Algún pariente de sexo femenino que sufre de anorexia o bulimia.

• Psicopatologías de los progenitores.

• Abuso sexual en la infancia.

Ortorexia: anorexia disfrazada de humanismo, pureza espiritual y conciencia ambiental

La ortorexia es la obsesión patológica por consumir comida de cierto tipo: orgánica, vegetal, sin conservadores, sin grasa, sin carne, sólo frutas o alimentos crudos. La forma de preparación: verduras cortadas de determinada manera, y los materiales utilizados –sólo cerámica o madera– también son parte del ritual obsesivo.

Del griego *orthos* que significa *justo*, la ortorexia es la obsesión por comer lo correcto. La obsesión del anoréxico es *cuánto*, la del ortoréxico es *qué*. Cantidad *vs.* calidad.

La enfermedad hace una mística de la comida y la convierte, como ocurre con la anorexia o la bulimia, en el centro de la vida.

La ortorexia implica sacar de tu lista muchos alimentos, con justificaciones espirituales y humanitarias: *no como carne porque conlleva el sufrimiento de un ser vivo*; hasta científicas y orgánicas: *¿quién te puede rebatir que el consumo de pesticidas no es sano?* Aquí se abre una infinita variedad de obsesiones: frutistas que sólo comen lo que los árboles dan, haciendo de esta manía una filosofía; vegetarianos que exigen alimentos preparados en cazuelas distintas a las usadas para cocinar carne por creer en la permanencia de malas vibras; los que ven al diablo en lo dulce, mientras otros consideran a la miel como la nutrición perfecta... La obsesión se convierte en fundamentalismo, el cual hace que los ortoréxicos lleven un menú en lugar de una vida.

Los ortoréxicos recorren kilómetros para adquirir los alimentos que desean y los pagan a precios exorbitantes. Si no los encuentran o dudan de su inmaculado origen, ayunan. Cuando fallan en su "elevada" alimentación, sufren el mismo bajón anímico del bulímico después de su atracón.

La miseria plantea el problema del hambre; la riqueza, el de la comida.

Consecuencias: desnutrición, repercusiones financieras, rechazo al contacto social por temor a ser contaminados por seres con hábitos alimenticios mundanos.

Bulimia:"vomito la vida con tal de ser delgada"

La bulimia es básicamente el desenfreno y aberración de la naturaleza instintiva jalada por la necesidad de destrucción y degradación alrededor del uso y abuso de la comida.[22]

La bulimia es una enferedad cuyo sustento principal es la adicción al síntoma primario: atracón/purga. Originada también en la adolescencia, la bulimia sirve como forma de escape y evasión a los repentinos cambios del entorno, con la fantasía oculta de que es posible comer todo lo que se quiera sin subir de peso.

Su definición del griego *bou* + *limnos*, que literalmente significa "hambre de buey", nos habla de una necesidad insaciable de comer que pretende llenar los huecos afectivos originados en la infancia.

La bulimia es una enfermedad degradante, a la que sólo se puede caer cuando se tienen serios problemas de autoestima. Imponerse

Si se tenía alguna autoestima al caer en la enfermedad, el síntoma primario se encargará de que ésta desaparezca rápidamente para justificar y perpetuar su presencia.

---

[22] Weitzner, A., *Los trastornos alimenticios y las relaciones adictivas. Cuando amar te destruye*, Editorial Pax México, México.

a uno mismo la ejecución del ciclo atracón/purga es vivir en la degradación continua. También existe la bulimia no purgativa, la cual cae en atracones pero opta por ejercitar en extremo como la mejor de las soluciones.

En la mayoría de los casos la persona afligida viene de un entorno familiar altamente disfuncional, desde problemas de comunicación básica hasta fuerte violencia entre cónyuges, agresión física y verbal. Actualmente, aproximadamente 90% de las chicas bulímicas tienen mala conexión con su padre. Más de 50% provienen de hogares disfuncionales que terminan en divorcio y 45% experimentó abandono paterno antes de llegar a los seis años de edad. La obesidad y el alcoholismo materno también se presentan en varios casos.

La bulímica adulta tiende a hacer mal uso de su sexualidad, no porque necesariamente disfrute el acto sexual, sino porque su sensualidad se convierte en un arma con la cual busca saciar el anhelo de reconocimiento y aprobación perdidos. El sexo es para ellas una tarea en la cual hay que destacar, no por complacer al compañero mediante una entrega real, sino para instaurarse como necesaria en la vida del otro por medio del agrado sexual.

> Muchas personas se dan de baja de la escuela, otro tanto son despedidas de empleos y muchas otras se declaran en bancarrota.

La bulimia es una enfermedad costosa...

El robo, desde pequeños atrevimientos en la cartera de mamá hasta varios paquetes de diuréticos y/o laxantes en el súper local, es bastante usual. Al igual que un cocainómano llega a enfrentarse con serias dificultades financieras para solventar su adicción, el bulímico avanzado cae en esa misma condición. En fases de enfermedad profunda se pueden gastar hasta más de 2,000 mil pesos diarios. Pacientes han llegado a reportar bancarrota por la enfermedad.

Lo impredecible de la enfermedad

La bulimia es impredecible en cuanto a los daños que puede causar y sería de hecho imposible contabilizar siquiera el índice de mortandad real. La bulímica puede morir o en un ciclo atracón/purga severo, en un accidente automovilístico, por suicidio, por un mal aborto, por muerte súbita debido a una repentina pérdida de potasio, por combinación de uso de otras sustancias químicas... Es la compleja ramificación de la enfermedad lo que la hace tan peligrosa.

La vergüenza, la mentira y el engaño

La bulimia es altamente peligrosa, ya que se caracteriza por vivir en la mentira.
A diferencia de la anorexia, enfermedad que te lleva a una sobre concientización neurótica de tus actos, la bulimia es el polo opuesto de la inconciencia en desenfreno. **Tienes que mentir para seguir adelante.** No es que la persona deliberadamente quiera hacerlo, pero tampoco hay manera alguna de poder decir la verdad –es grotescamente vergonzoso. ¿Cómo le puedes

Vomitar es visto como degradante, aun por las personas que lo hacen más de diez veces al día. Esta enfermedad arrasa de golpe con la autoestima, hasta que la persona llega al aislamiento total, con el atracón/purga como única compañía.

decir a alguien, *"yo vomito todo el día, y tú, ¿qué te has hecho?"* ¡Claro que vas a mentir! Pero por supuesto que vas a inventar historias elaboradas de lo que haces con tu tiempo. Empezando por hacerlo frente a ti misma.

Dado que en esta enfermedad se vive en la perpetua mentira, una bulímica avanzada literalmente vive en su fantasía. Se creen las historias color de rosa que te narran de sus vidas..., la persona enferma hará lo que sea con tal de tapar ese nefasto hábito que le confirma que es un ser repudiable; y para tapar esta serie de vergüenzas enmarañadas a las cuales llama "su vida", fabrica mentira tras mentira; y para no ver los daños que se causa, huye de ellos atracándose de más comida, aumentando la severidad de las purgas que ponen en peligro su vida.

Atracón/purga: de solución mágica a único amo

La vergüenza de la purga es un precio bajo que pagar; un medio para llegar a un fin, una mágica solución; cuando se abren los ojos, el ciclo atracón/purga te lleva ya por el infierno de la adicción.

Detrás de la solución mágica...

La gente enferma de bulimia por lo general empieza a adoptar el síntoma atracón/purga como "solución" para llegar a la talla que ya se impuso como sinónimo de éxito.

Una medida relativamente inofensiva, un precio bajo por pagar con tal de perpetuar la fantasía de que se podrá comer lo que se quiera sin subir un gramo, y a la vez, llegar a la talla que el entorno impone como sinónimo de belleza.

El proceso de purga por medio del forzamiento del vómito funge como una válvula de escape a una serie de sentimientos reprimidos –de años atrás. Por eso se vuelve un ciclo tan adictivo. Como reforzador de la adicción, como mancuerna de soporte, está la fantasía, consciente o no, de que no se subirá de peso, por más que se coma. Ésa es "la solución mágica" detrás de la puerta de esta adicción.

La reproducción del síntoma atracón/purga hace que olvides, aunque sea momentáneamente, todos los sentimientos de los que vienes huyendo. La comida surte aquí un efecto "adormecedor" y reconfortante increíble, hasta que se convierte en la única fuente proveedora de gratificación que se tiene.

Es relevante mencionar que comer y el placer anestesiante de ninguna manera significan que la comida se disfrute. No. En lo absoluto. Después de dos bocados, podrías estar comiendo cartón y te sabría igual. El alivio no reside en la comida, sino en la cobija emocional en la que se convierte. No hay placer; hay evasión. Nada más.

Como mencioné en la anorexia, el síntoma atracón/purga surge en respuesta a la llegada del ciclo menstrual, como una reacción a la sexualidad reprimida, como bloqueo a la adolescencia temida, convirtiéndose en una catarsis alternativa, que crea un escape desviado a las hormonas contenidas.

El síntoma sirve como manera de escape a la naturaleza sensual condenada por el sistema tradicional, como evasiva a una sexualidad reprimida, volviéndose una catarsis requerida; corresponde directamente a una aberración sexual cultural, en donde la naturaleza instintiva es suprimida y a la vez propagada, que resulta en la expresión sexual mal canalizada. La influencia de la propagación de la mujer como un objeto sexual, el "*american dream*" y todo lo demás, tiene un impacto directo en esta enfermedad.

La purga: la propulsora del ciclo

El vómito es un acto catártico, el cual proporciona una sensación de alivio y de liberación...

Debido a que la verdadera adicción reside en el alivio proporcionado por la purga, el atracón se convierte en la avenida para llegar a esa "paz", a esa catarsis emocional para todos los sentimientos de los que se viene huyendo –desde años atrás.

Conforme la severidad de las purgas vaya en aumento, el bajón anímico posterior será más intenso, hasta que los sentimientos de culpa lleguen a suicidas.

Existe una adicción al atracón debido al evasor que representa, pero primordialmente por ser la avenida que lleva a la purga, la verdadera propulsora del ciclo.

Una vez satisfecho el ciclo viene el bajón, la culpa y el sentimiento de "soy un horror", lo cual sólo hace que la persona, *más rápido que aprisa*, salga por el siguiente atracón.

La enfermedad puede llegar a ser aterradora cuando se ve claramente que lo único que importa es cómo comer para poder después vomitar. La agenda se planifica alrededor de las oportunidades para satisfacer la adicción. Cualquier interrupción inesperada es la cosa menos deseada; ver cómo se es ya incapaz de sostener actividades, llámese sociales, escolares o profesionales, debido a la necesidad de comer y volver el estómago es aterrador, pero el temor se soluciona reproduciendo el ciclo que tanto se anhela abandonar de manera constante.

Es cuando "cae el veinte" que definitivamente el atracón/purga lleva las riendas y uno está ya al garete de la enfermedad sin control alguno. En este punto surge la posibilidad del suicidio como una idea obsesiva al ser vista como la única salida al problema tan vergonzoso. *Yo no sería de las que ya no podría hacer otra cosa más que comer y vomitar; yo sólo empecé haciéndolo para poder perder un poquito de peso...* son las frases más populares entre todos los que pisaron el fondo de la adicción.

No sabes cuándo das el paso entre que, efectivamente, tú empezaste haciendo algo, hasta que ese algo te obliga a seguir haciéndolo. Es cuando sabes que, efectivamente, tienes una enfermedad mental y el suicidio como salida parece una opción real.

¿Quién es Mía?

Tu alumna bulímica es por lo general sociable y tiene gran necesidad de ser querida por los demás. Ser popular es algo no sólo deseado, sino crucial. Hay una gran preocupación por saber cómo es vista por el sexo opuesto, y tener "pegue" puede llegar a tener importancia vital.

Dado que la bulimia es la impulsividad en el desenfreno total, mantener a este tipo de alumna "enfocada" es una tarea infernal. Los cambios de humor repentinos y constantes hacen de tu labor como maestro un reto incesante. No es que no te quiera poner atención, sino que su cerebro, debido a un desbalance fisiológico, literalmente no se lo permite.

Este desbalance es lo que genera el ciclo del atracón. La persona enferma, pensando que está sólo muy nerviosa sale por un bocadito, pero después de dos o tres, se suelta y no puede parar de comer. Ella misma no sabe en realidad por qué lo hace, pero sabe dos cosas: que no lo puede dejar de hacer, y que eso que hace debe ser un secreto que nadie sobre la Tierra debe saber.

> Tras la finalización de la purga, entran sentimientos devaluatorios y suicidas. Para huir de ese sentimiento, el ciclo comienza otra vez casi de inmediato.

"...Así pues, los sentimientos de nerviosismo, enojo, angustia y rabia que llevan a comer compulsivamente, son reemplazados por los de autodegradación, minusvalía y tristeza una vez finalizada la purga. Aparte de deshacerse de la comida y su potencial daño, se vomita el repudio por sí misma, frustraciones, ira y dolores contenidos..., en otras palabras, literalmente se vomita la existencia y todo lo que está mal dentro de ella."[23]

---

[23] *Idem*, Weitzner, A., *El camino hacia la recuperación de anorexia y bulimia. El laberinto y más allá*, p. 19.

La bulimia es una enfermedad que te consume el tiempo...

Comer..., desde dónde esconderse a hacerlo, dónde vomitar, qué contar si alguien te ve, cómo conseguir el dinero para los laxantes, cómo hacerle para que el doctor te suelte más anfetaminas, tratar de recordar cuántas te tomaste o evadir la idea de si fueron mezcladas con diuréticos, llega a convertirse en la única ocupación mental, hasta que se pierde por completo el contacto con la realidad.

El impacto en el desempeño académico y laboral

La bulimia acaba haciendo de estudiantes de diez unos mediocres e incluso desertores. No puedes pensar. Fisiológicamente ya estás mal. La tensión que provoca sentirse incapaz de presentar un examen, hace que la persona caiga todavía más profundamente en la enfermedad, ya que esto le confirma que ni era tan audaz como pensaba ni tan inteligente como soñaba.

Entendiendo el proceso de raciocinio de una bulímica...

Es errático por naturaleza. Mentalmente, la bulímica va brincando del buen al mal humor todo el día prácticamente. Dado que los cambios en los niveles de serotonina sufren fluctuaciones acentuadas, y que luego las sobredosis de los azúcares consumidos la disparan, sería casi imposible que la bulímica te pudiera contestar "cómo" se siente en realidad. Ésa es en sí la esencia del problema. La presencia de todos los sentimientos acumulados y reprimidos explotando cada vez más fuera de control.

Cuando se abren los ojos a lo que se ha llegado es que se corre el mayor peligro de suicidio. Es tanta la angustia que pega de golpe, que la idea de brincar por un balcón o tomar un arma son las "soluciones" que vibran justo acordes. Dado que la persona bulímica es por naturaleza en extremo impulsiva, "aventarse a cometer el suicidio" se ve a ratos como un acto de gallardía.

Dado que el síntoma "atracón/purga" es en sí la oscilación de estados de ánimo llevados a los extremos, la conducta vibra justo en esa misma resonancia, yendo mentalmente de un extremo al otro sin necesariamente tener que pasar por todos los estados anímicos intermedios existentes entre un punto y otro. Por eso algunos pacientes con bulimia han sido erróneamente diagnosticados como de personalidad *border line*.

¿Qué pasa en el cerebro de una bulímica?

Todo. Cuando la mancuerna atracón/purga está operando ya de modo constante, los diferentes estados mentales por los que atraviesa la persona son inconmensurables... Un segundo te sientes bien, al otro mal, quieres comer o hacer lo que sea sin parar. El cerebro está soltando una descarga péptida tan mezclada, que aunada a la repentina caída de los niveles de serotonina, hacen que la persona literalmente vaya operando fuera de sus casillas. Detener a un bulímico una vez que el péptido en busca del atracón ha sido soltado al torrente sanguíneo sería casi imposible. Hay ya una dependencia fisiológica a los carbohidratos refinados (glucosa). En casos severos, el pulso tiembla. Hay que comer. Punto.

¿Qué determina que una persona mantenga una leve bulimia durante décadas o caiga gravemente en ella en un lapso corto?

No hay una respuesta clara y delineada, pero es común que a mayor inestabilidad y dolor emocional experimentado en la niñez, mayores sean las posibilidades de que el síntoma se apodere abrupta y rápidamente, saciando la necesidad emocional/degradante y perpetuando la gestalt abierta.

Como clarifica el doctor Scott Peele en su libro *How Much is Too Much*: "la experiencia adictiva es devaluatoria y no hay goce durante la incidencia, mas lo que sí es placentero de la adicción es la ausencia y evasión de sentimientos que llevan al dolor". Por otro lado da seguridad, sabes qué vas a hacer. Tu vida tiene un sentido, patético, pero sabes qué vas a hacer, qué puedes esperar. Todo en tu vida es una incógnita aterrorizante, pero tu fiel acompañante, el atracón/purga, sí es constante.

Características de la experiencia adictiva

• Erradica la conciencia de lo que aflige a la persona.

• Perjudica las demás áreas de la vida, por lo que la persona recurrirá más y más a la experiencia como única fuente de gratificación.

• Baja la autoestima.

• No es algo placentero; no hay nada de placentero en el ciclo de adicción, la satisfacción reside en la evasión y anestesia al dolor.

- Es predecible, lo que crea un sentimiento de falso control.[24]

Transferencia de modelos auto-devaluatorios

Cuando la bulimia parece no ir en aumento, es porque la sed de devaluación y evasión está siendo satisfecha por otros actores: cigarro, alcohol, droga, relaciones destructivas, malos empleos y la asociación con todo aquello que le dé escape al sentimiento de repudio de sí mismo y necesidad inconsciente de castigo.

El "malabarismo" de adicciones...

Existen personas con bulimia como síntoma de apoyo a la drogadicción, al tabaquismo, o a la clásica adicción a los chicos malos que en muchas ocasiones tienen adicciones propias. No caen fuertemente en la bulimia porque tienen la marihuana con la cual se evaden de ella, pero el *high* les abre el apetito y reinciden más frecuentemente en la bulimia. El alcohol se convierte en un tercer apoyo para poder balancear las otras dos. El novio siempre cambiante eventualmente hace su aparición en la obra de teatro "no me caigo en ninguna de mis adicciones porque estoy demasiado ocupada sacando los pies de varias".

Este fenómeno de "no me caigo en una porque ando en varias" es común en sociedades como la suiza, en edades

---

[24] Peele, S., *How Much is Too Much*, p. 74.

de chicas universitarias. Holanda sería otro caso típico. Hay suficientes distractores "a la mano" como para caer víctima sólo de uno.

Sociedades no tan "liberales" (tomando la palabra en el contexto), donde la marihuana es considerada un tabú social, el tabaquismo y el alcohol juegan el papel de adicción de apoyo secundario, y se recurre al uso de la marihuana como tercer actor de apoyo.

Dado que la cocaína tiene un precio relativamente accesible, en los últimos años ha habido un incremento en el uso de dicha sustancia en edades escolares en varios países. Se encuentra oferta del producto a distancias relativamente cercanas de las escuelas, pero hasta ahora sigue fungiendo como cuarto actor de apoyo.

¿Cuántas de las personas en tratamiento de adicción a la marihuana tienen bulimia como síntoma de apoyo? No hay cifras claras actuales, pero el artículo Banasynski (1981) reveló haber encontrado la presencia de alcoholismo y drogadicción de 25 a 40% en los enfermos de bulimia, frente a 10% en los adolescentes sin desórdenes alimenticios.

¿Cuántas de estas personas pasan a ser comedoras compulsivas? Sin tener estudios concretos en la correlación de estas condiciones, me atrevo a afirmar que la incidencia sería bastante alta, ya que son dos adicciones de "mancuerna clásica".

El papel de la seretonina

Estudios han comprobado que los pacientes bulímicos tienen niveles inferiores de serotonina en la sangre y, por ende, en el sistema nervioso central, lo que determina las características oscilaciones en el humor y el apetito exacerbado que conduce al atracón, sumados a la intensa preocupación por la imagen corporal y el temor a perder el control sobre los hábitos alimenticios. Numerosos estudios también sugieren que la bulimia está relacionada con la imposibilidad del sistema nervioso de regular la serotonina.

Incidencia

La bulimia es alarmantemente común; actualmente se estima que de 17 a 25% de las chicas universitarias padecen bulimia. Eso explica las tuberías rotas de las universidades particulares.

Una investigación conducida en la Universidad de Washington a principios de los ochenta demostró que 5.4% de las mujeres que ingresaban a la clínica psiquiátrica habían sido diagnosticadas inicialmente con bulimia. Expertos en la materia debatieron lo bajo de esta estadística ya que muchos otros casos no incluidos en las cifras fueron aquellos que ingresaron por un síntoma diferente, pero al ir adentrándose en el problema por el cual el paciente pidió ayuda médica, se descubrió que era por un síntoma de la bulimia (gastritis, úlceras, rápido deterioro del estado dental, depresión crónica). Otro fenómeno común es que muchas personas buscan ayuda debido a depresión, sin mencionar el desorden alimenticio que tienen directamente, y encima de ello, debido a que la bulimia se conoce como una enfermedad de clóset, la persona enferma en muchas ocasiones no busca ayuda del todo.

Lo mencionado nos lleva a concluir que sería de hecho imposible decir con exactitud el número de personas afectadas. Pero basada en mi contacto con chicas adolescentes y universitarias, no conozco una que no esté afectada por el problema; "la extrema preocupación por la talla correcta" prevalece en la mayoría de los adolescentes actuales.

¿Cuántos son los adolescentes afectados?
La respuesta es ¿quién no lo está? Directa o indirectamente todos conocemos por lo menos a una persona con el problema, ya sea familiar directo o lejano o compañero escolar o conocido de alguien.

Abramos los ojos, este problema está en todas partes.

Recuperación

Desgraciadamente, el panorama en cuanto a la recuperación total de la bulimia es todavía menos alentador que el de la anorexia. La bulimia, en la gran mayoría de los casos, se convierte en una enfermedad crónica, extensible a décadas. Entre buenos y malos períodos, entre ir de un noviazgo a otro, entre que se trata de salvar un empleo que se odia mientras aún no se acaba de comprender la injusticia de por qué fue corrida del anterior, a la bulímica puede írsele la vida entera.

En 2005 Jane Fonda, durante su entrevista en "Larry King Live", sorprendió al mundo con su honestidad y declaración: "soy Jane Fonda y llevo 25 años siendo bulímica". Surge entonces la pregunta, ¿por qué se ve Jane Fonda "aparentemente" tan bien, pese a tener más de dos décadas de daño?

Uno, porque es Jane Fonda y tiene los medios financieros para llevar tratamiento médico de altura. Dos, la profundidad de su incidencia en el ciclo atracón/purga; quizá sea un caso clásico de malabarismo de adicciones entre un poco de alcohol, un poco de pastillas para el dolor, un poco de esto y un poco de aquello.

Lo peligroso de "verse bien, pese a ser bulímica"

Mientras que la persona siga luciendo bien, la enfermedad prevalece. Pero precisamente esto es lo sigiloso, ya que las muertes tienden a ocurrir en pacientes que no se ven tan mal... Hay bulímicas que se ven muy bien, y otras que no...

Desgraciadamente, a menos que la enfermedad ponga un susto tal, o bien el síntoma atracón/purga pierda su eficiencia y la persona comience a subir de peso, ésta seguirá incurriendo en episodios bulímicos. Mientras coma y logre bajar de peso, la persona enferma difícilmente se detendrá. ¿Por qué habría de hacerlo? Mientras el esófago siga aguantando y ella siga entrando en la talla deseada, la víctima de bulimia seguirá recurriendo al atracón/purga como solución y al uso de laxantes, diuréticos y ejercicio en extremo como método de apoyo.

Un caso factible

Tu paciente viene a verte, pero quejándose sólo de depresión y una mediocre relación de pareja..., todas sus parejas parecen ser iguales, excepto en el nombre... tiene los pies hinchados y fácilmente la ves corta de aliento, sus parpados abotagados la hacen verse en ocasiones "aletargada", "descuidada", "dejada". Llega en ocasiones muy perfumada... Muy probablemente no sólo tienes un caso de depresión en tus manos, sino un caso de depresión como síntoma de apoyo de bulimia. Esto a ti misma se te hará raro en comparación con tus otros pacientes que sufren de depresión. En la gran mayoría de las depresiones, la apariencia deja de jugar un rol... En tu paciente bulímica **no**, de hecho hace todo lo que hace por su necesidad neurótica de verse bien precisamente.

Su buen aspecto físico podría llevarte a la conclusión errada de que su depresión no es tan acentuada. Puede lucir muy bien al exterior, o bien, ser de las que se ven "dejadas". Éste sería un buen parámetro para medir la severidad de la enfermedad. O bien, si unos días se ve muy bien y otros muy mal, esto es señal de alarma y comienza a apuntar hacia la bulimarexia. En una consulta parece ser controlada y sistematizada, a la otra (en muchos casos durante esa misma consulta) impulsiva y desenfrenada... éstos son los primeros pasos de entrada a la bulimarexia, las enfermedades fusionadas. *Es vital comprender que dado que la enfermedad se caracteriza por la vergüenza y el autoengaño, tu paciente no te soltará sus confesiones íntimas a las primeras de cambio.*

La vulnerabilidad de la bulímica en recuperación

Una vez que la bulímica inicia tratamiento, experimenta una vulnerabilidad impresionante. Si logra en verdad aplazar sus incidencias, se percatará de toda esa serie de sentimientos de los que tanto venía huyendo. Un bajón anímico en esta fase es, irónicamente, señal de recuperación. La persona ya no está huyendo, construyendo mentira tras mentira..., sacando una versión de relaciones públicas aún más elaborada que la anterior; esa sobre excitación nerviosa será reemplazada por una gradual apatía.

Dado que la persona adicta al ciclo atracón/purga viene de estar literalmente entumida en sus sentimientos, cuando deja de vomitar, experimenta la misma vulnerabilidad del alcohólico que deja de tomar.

Se empieza a dar cuenta de todos esos sentimientos y recuerdos que pretendía tapar... La primera fase de terapia es muy dura. Pero insisto, esta recaída del estado de ánimo es una señal de progreso. Sabrás que tu paciente no está reincidiendo porque te hablará de los sentimientos que ahora está sintiendo... notarás que la "careta" de felicidad que traía ya no está.

Uno de los primeros retos es hacerle ver precisamente que su depresión es un indicio de recuperación. Ayúdala a ver que está progresando. No lo olvides, todas las víctimas de desórdenes alimenticios tienen problemas de impaciencia, pero la bulímica más. Es vital que le abras los ojos al hecho de que sí se recuperará si ella genuinamente lo desea.

¿Cómo medir el progreso en la terapia?

La psicoterapia no debe enfocarse a las incidencias de los episodios bulímicos sino a tratar los asuntos que llevan a ellas. Como he mencionado anteriormente, la depresión inicial es un indicativo de que ya no se están cubriendo los sentimientos de los que se venía huyendo. En una fase posterior, viene una racha de mucho enojo. Si un día tu paciente llega literalmente "echando tiros" de enojo con ella misma por haber recaído en un episodio bulímico, sonríete para tus adentros. La sanación ha comenzado. Su enojo nos habla de un coraje ante la degradación impuesta, primeras señales de autoestima. Le empieza a quedar claro que tener la cara en el escusado no es lo que se merece; la recuperación real ha comenzado.

Criterio de diagnóstico

1. Episodios de atracón recurrentes (consumo rápido de cantidades masivas de comida en un tiempo corto, por lo general menos de dos horas) con las siguientes características:

- Consumo de comida alta en calorías.

- Aislamiento durante atracón.

- Finalización del atracón como resultado de dolor abdominal, sueño, interrupción por alguien que llegó, o vómito provocado.

2. Intentos repetidos por bajar de peso mediante dietas restrictivas, ejercicio en extremo, vómito inducido y uso de laxantes y/o diuréticos.

3. Constante fluctuación en el peso de más de 5 kilos debido a la alternancia de atracón y ayuno.

4. Conciencia de que los hábitos alimenticios son anormales y temor por no poder dejar de comer voluntariamente.

5. Depresión y pensamientos autodevaluatorios y suicidas posteriores a la purga.

Causas

• Falta de autoestima.

• Problemas de adaptación a los cambios repentinos del entorno.

• Temor neurótico a ser rechazada, sobre todo por el sexo opuesto.

• Proveniente de hogar disfuncional (divorciados, mala relación con el padre).

• Padres ausentes (ya fuera físicamente o por algún problema de enfermedad, muerte y/o adicción).

• Predisposición fisiológica a la dependencia de carbohidratos refinados.

• Presencia de alcoholismo, obesidad, en ocasiones depresión crónica por el lado materno.

• Pérdida de peso previa (gente que inició con dietas de hambre y perdió peso repentinamente, lo recupera y recurre al vómito para sostener una dieta que exige "disciplina").

Síntomas comunes

- Bajos niveles de serotonina en la sangre.
- Estreñimiento (por abuso de laxantes).
- Dolores de cabeza (desbalance fisiológico).
- Cambios de humor repentinos y notorios.
- Deshidratación.

Consecuencias físicas

Además de la depresión paulatina o repentinamente creciente, y la muerte por causa directa o indirecta, los siguientes daños son comunes:

- Indigestión crónica.
- Inflamación de ganglios mandibulares.
- Cara, manos y pies hinchados.
- Ruptura estomacal (por la extensión tan rápida que el estómago experimenta durante el atracón).
- Infecciones urinarias.
- Fallo renal.
- Fallo intestinal.
- Esofagitis (**desde desgarro hasta ruptura**).
- Hernias yatales.

- Desbalance de potasio y electrolitos (**causa primordial de muerte junto con suicidio**).[25]

Daño bucal y dental

- Erosión del esmalte (por el ácido clorhídrico del vómito).

- Picaduras.

- Encías hinchadas.

- Mal aliento (por la indigestión crónica).

- Dolor mandibular.

Enfermedades derivadas

- Cáncer en el esófago.

- Candiasis.

Factores predisponentes

- Menarca (aparición de primera menstruación) temprana.

- Locus externo del control.

- Baja autoestima.

---

[25] Neuman-Halvorson, *op. cit.*, p. 36.

- Obesidad en la infancia.

- Preocupación por el peso y por la apariencia física.

- Presión social respecto al peso y/o alimentación.

- Uso de dietas frecuente por familiares.

- Psicopatologías de los progenitores.

- Crianza inadecuada.

- Discordia entre el padre y la madre.

- Abuso sexual en la infancia.

Comer compulsivo: el hueco existencial que nunca se llena

Las bases

Dentro de la familia de los desórdenes alimenticios, el síndrome del comedor compulsivo es el más común. Considerada una enfermedad clásica de la adolescencia, se caracteriza por comer una gran cantidad de alimento sin control alguno; existe una obsesión por la comida, y constantemente se inician dietas que no duran más de tres días.

Aunque personas con sobrepeso lo padecen, también se da en personas con peso normal o ligeramente superior al promedio.

En algunos casos existe el antecedente de abuso sexual. Hay una baja autoestima y acentuada inseguridad social. Dado que en nuestra sociedad las apariencias juegan un rol determinante, la comedora compulsiva se siente bajo presión constante, y para evadir la presión y consecuente frustración por no poder ser de "las exitosas", come aún más para callar todos sus sentimientos de dolor, fracaso y minusvalía.

Atracón: el confiable amigo secreto

A diferencia de la bulímica, la adicción está en el atracón y carece del proceso de purga. Sin embargo, después de una comilona, experimenta los mismos sentimientos devaluatorios que la bulímica.

Dado que no existe una fase de catarsis como le sucede a la bulímica con la purga, la comedora compulsiva tiene que literalmente "sentarse" sobre ese baúl repleto de sentimientos acumulados que están por explotar. Dado que esto consume casi toda su energía, la apatía y la depresión siempre hacen su aparición, la cual es curada con otro atracón.

Existe profunda vergüenza de ser "cachada" comiendo. Si es confrontada acerca de dónde ha estado te responderá mintiendo; a menudo se esconden cayendo más profundamente en el hueco del que van huyendo. Los otros alumnos suelen ser crueles con ella; quizá ni se queje, esa "falta de lealtad" es la peor de sus condenas. Sus compañeros a ratos la tienen amenazada: "si le dices a la *miss* te quito tus tostadas". Ella, llena de pánico, accede a todo lo que le piden, aunque en el fondo sepa que los otros no se miden. Pero no se atreve a decirte nada... lo que ella más desea es sólo ser aceptada.

> Paulatina y crecientemente, la verás más deprimida y distante de su ambiente. Llegará el punto en que de plano querrá ser invisible, cubriendo con comida el maltrato que recibe.

La eterna tristeza callada de Conchis

Tu alumna con síndrome de comedora compulsiva es sumamente insegura de sí misma. Le avergüenza estar parada frente al grupo:

comprensible, cuando lo hace, en ocasiones es víctima de crueles bromas, sobre todo si es de las que ya manifiestan sobrepeso.

Dado que la comedora compulsiva vive en un estado de depresión constante, mantenerla motivada es una tarea pesada. Literalmente hay que "mover" a este tipo de alumnas. Arrastran los pies con frecuencia... *¿para qué hacer las cosas?*, se quejan y se quejan hasta hacerte perder la paciencia.

Dado que los sentimiento de culpa y minusvalía con los que cargan son demasiado dolorosos de afrontar, inconscientemente se recurre al sobrepeso para que "ponga una segura distancia de la realidad".

Al igual que en la bulimia, ésta es una enfermedad de los impulsos en desenfreno, el desempeño académico es inestable, oscilando desde deficiente hasta muy bueno.

> Como la fuerza que requiere para suprimir los sentimientos constantemente es muy alta, la persona enferma ve perdida toda su energía, aumentando cada vez más su nivel de apatía.

Jugando a las escondidillas...

La comedora compulsiva, al igual que la bulímica, sufre de una vergüenza impresionante. Debido a que el atracón es considerado un acto a la vez reconfortante y degradador, la persona enferma buscará esconderse para hacerlo en cualquier rincón.

Rehuyen el contacto social por el dolor que les causa.

Taco a taco va callando sus sentimientos de rechazo, por fuera aparenta ser la "gordita buena onda", pero por dentro se consume en un sentimiento de fracaso.

Viven en el victimismo. Siempre hay "quien se las hace" para ellas acabar desquitándose con ellas mismas. La comedora compulsiva tiene profundos huecos de autoestima. **Es relevante reiterar que no es necesario ser obesa y ni si quiera tener sobrepeso para estar aquí.** Hay personas en peso promedio o ligeramente superior, que por *no* sentirse parte de las súper delgaditas, se ven en el espejo y se ven mega gorditas... Y no lo están, pero como *no* son la talla "modelo", se sienten poco merecedoras, y se generan situaciones en donde invariablemente ellas son las que acaban poniendo de más, quedando con "amargor", que sanan después comiendo sin parar. Es la historia de nunca acabar.

Pavor al abandono

Sienten no miedo, sino pavor, a expresar sus sentimientos reales por el pánico al abandono. Aguantarán lo que sea con tal de que la soledad no sea su único trono.

Dado que la característica principal de este desorden es querer agradar y evitar la soledad, se instala de callada manera la necesidad en el otro de abusar. Los mismos niños no saben por qué acaban siendo tan malos con ella... *Es que ella se deja* te dice una alumna mirando el suelo mientras le cuestionas su crueldad con su compañera. *Yo no le quité sus cosas..., ella me las dio*, te dice riéndose nerviosamente el niño que sabes que siempre le jala el pelo. Y efectivamente, mientras Conchis más busca agradarlos, más va haciendo de su servilismo su condena. Como tiene una autoestima empobrecida, firma de antemano el callado acuerdo con personas abusivas.

Pueden volverse al paso del tiempo abiertamente hostiles con los demás, ya cuando de plano la bilis contenida es imposible de soportar. Esto las lleva a reclamarse su propia conducta, que no hace sino confirmarle que la gente siempre termina abandonándola.

La mayoría de las compulsiones se adoptan al atravesar por un fuerte golpe emocional en la infancia/adolescencia. Muerte del padre, ausentismo por divorcio o ausentismo emocional, lo cual lleva a la persona en su edad adulta a una extrema vulnerabilidad, ya que se generan relaciones simbióticas y en ocasiones degradantes.

La gente se va con las apariencias de que son de las "que aguantan todo", sin imaginar siquiera su fragilidad interior. Son bombas que estallan hacia adentro. A diferencia de la bulímica, la comedora compulsiva se traga sus emociones, la bulímica las estalla, literalmente. Por ello la depresión de la comedora compulsiva se torna profunda y crónica.

Diferencias entre bulimia y síndrome del comer compulsivo

Comer compulsivamente se diferencia de la bulimia en que en este padecimiento no se induce el vómito ni se toman laxantes o diuréticos.

Muchos de nosotros alguna vez hemos tenido un memorable atracón de comida, pero eso no quiere decir que seamos comedores compulsivos; para poder saber si una persona es comedor compulsivo tiene que presentar varios factores, como:

Síntomas

- Episodios frecuentes de atracones de comida.

- No poder controlar la cantidad de lo que se come.

- Comer a gran velocidad.

- Comer aunque el estómago esté lleno.

- Comer aunque no tenga hambre.

- Comer solo.

- Culpa y depresión después de la comilona.

Consecuencias físicas

- Diabetes.

- Enfermedades cardiovasculares.

- Enfermedades articulares.

- Hipertensión arterial.

- Hipercolesterolemia.

- Problemas gastrointestinales.

- Problemas de vesícula biliar.

Consecuencias mentales

- Depresión.
- Conducta antisocial.

Factores predisponentes

- Baja autoestima.
- Menarca (aparición de primera menstruación) temprana.
- Obesidad en la infancia.
- Uso de dietas frecuente por familiares.
- Psicopatologías de los progenitores.
- Crianza inadecuada.
- Discordia entre el padre y la madre.
- Abuso sexual en la infancia.

Cuadro comparativo anorexia/bulimia/ síndrome del comer compulsivo

Anorexia	Bulimia	Comer compulsivo
1. Renuencia a mantener el peso mínimo recomendado	1. Peso de normal a casi normal • Podría haber sobrepeso	1. Peso de normal a superior al promedio
2. Afecta rango de edad más joven	2. Afecta rango de edad más adulto	2. Afecta rango de edad más adulto

Anorexia	Bulimia	Comer compulsivo
3. Pérdida de ciclo menstrual	3. Ciclo menstrual puede o no ausentarse; irregularidades comunes	3. Ciclo menstrual no se ausenta; irregularidades comunes
4. Distorsión de imagen corporal propia	4. Imagen corporal propia dentro del parámetro real	4. Distorsión sutil de imagen corporal propia
5. Negación rotunda de la existencia de un problema con la comida	5. Reconoce que sus hábitos de comida no son normales	5. Reconoce que sus hábitos de comida no son normales
6. Más control sobre sí misma	6. Mayor impulsividad	6. Mayor compulsividad
7. Vómito poco frecuente	7. Ciclo atracón/purga habitual	7. Ciclo atracón habitual
8. Rituales a la hora y alrededor de la comida (forma de jugar con la comida en el plato) notorias	8. Aparentemente no hay nada fuera de lo normal y se ingiere cantidad normal durante la comida en público, pero existe una callada ansiedad si se observa bien	8. Aparentemente no hay nada fuera de lo normal y se ingiere cantidad normal durante la comida en público, pero existe una callada ansiedad si se observa bien
9. Índice de mortandad estimado de 5 a 26%	9. Índice de mortandad estimado de 3 a 19%	9. Índice de mortandad estimado de 1 a 3%

Bulimarexia:
la fusión mortal

L a tiranía de la anorexia fusionada con la impulsividad de la bulimia y movida por el desenfreno de la comedora compulsiva dan a luz a la bulimarexia.

Bulima... ¿qué...?

Sí, sí leíste bien: bulimarexia.

¿Enfermedad o sólo paso transitorio?

¿Dónde encaja y qué es?

Esta enfermedad ha sido motivo de gran debate... Si existe o no, si es un síntoma o una fase entre una enfermedad y la otra, o el punto último de fracturación total psicológica que se experimenta durante la muerte súbita. Por haberla vivido, te puedo decir que es en sí misma una enfermedad, pero transitoria, que si no te quita la vida, te "escupe" de regreso a alguna de las enfermedades principales.

"Todo lo que aplica en la anorexia y todo lo que aplica en la bulimia se fusiona en la bulimarexia. El desenfreno de la comedora compulsiva es la fuerza que mueve el péndulo y que te hace ir de un extremo al otro sin control alguno."[26]

Totalmente fuera de control...

Aquí es donde más peligro se corre —en todos aspectos. Desde el punto de vista psicológico, es aterrorizante sentir cómo mentalmente brincas de una condición a otra... Físicamente el cuerpo es expuesto a palizas brutales, ya que se viene de ayunos prolongados, seguidos de atracones tan severos, que el cuerpo literalmente comienza a quebrarse...

Desmayos, desgarres de esófago, paros cardíacos, paros renales, conductas automutilantes y suicidios suelen ser acompañantes usuales de esta fase del descenso.

Para borrar las "evidencias" de dichos atracones, las purgas son despiadadas. Viene el desbalance repentino de electrolitos y potasio...

En la bulimarexia, literalmente, el cuerpo y la mente se "quiebran" internamente.

Si bien estar en cualquier punto del A-B-C es como nadar en un mar en el que uno siente ahogarse lentamente, la bulimarexia es la marea oculta que te sumerge completamente. Es por ello que justo aquí la muerte se instala más frecuentemente.

---

[26] Weitzner, A., *El ABC de los desórdenes alimenticios. Guía práctica para adolescentes*, p. 67.

Anorexia —— Bulimia —— Comer compulsivo

Bulimarexia

Comprendiendo los factores y dinámica de la enfermedad

De la A a la C

A   Anorexia restrictiva (sin presencia de ciclo atracón/purga).

A1 Anorexia (con presencia de ciclo atracón/purga).

A2 Anorexia (con presencia de mutilación).

B   Bulimia proveniente de A o A1 o como entrada directa (en pocos casos con presencia de A2).

b1 Bulimarexia Tipo 1 (fusión de A1 y B con o sin la presencia de A2).

B2 Bulimia como entrada directa (con o sin problema de sobrepeso) o proveniente de C.

b2 Bulimarexia Tipo 2 (fusión de A1 y B2, con o sin la presencia de A2).

C   Síndrome del comer compulsivo.

Es vital comprender que todos los actores de la gama de desórdenes alimenticios son sólo diferentes factores de una misma ecuación. La única constante es que ninguna de las variantes puede existir de forma totalmente delineada ni aislada de los otros factores. Todas las vertientes se sostienen entre sí, y sólo pueden existir por la presencia pasiva o activa de las demás. El flujo de la enfermedad puede ir en ambas direcciones:

Anorexia ➡ Bulimia ➡ Comer compulsivo

bulimarexia   bulimarexia

b1 ➡ **b2**

O, bien

Anorexia ⬅ Bulimia ⬅ Comer compulsivo

bulimarexia   bulimarexia

b1 ⬅ **b2**

Una vez comprendido que la manifestación física lo único que indica es la posición predominante, no debemos irnos con las apariencias sin dejar de atender todos los síntomas de las otras condiciones. La comedora compulsiva por lo general tiene sobrepeso, pero en cualquier momento es capaz de adoptar el perfil psicológico anoréxico y deja de comer. (No es común, pero sucede.) Para cuando sea tan delgada como para ser diagnosticada con "anorexia" será demasiado tarde.

De igual forma, la anorexia se caracteriza por la distorsionada imagen de uno mismo, es decir, *A se ve al espejo y ve a C*, lo que nos dice que el síndrome del comedor compulsivo reprimido es el apoderado mental de la anoréxica. *La anoréxica es una comedora compulsiva reprimida, y esta represión hace que el síntoma brinque visualmente apareciéndosele en el espejo.*

Muchas anoréxicas se mueren pensando que son gordas. He conocido a seres que ya no pesan más de 25 kilos, y que se ven al espejo con sobrepeso. De igual forma, C es una A frustrada que busca compulsivamente llegar a la disciplina de A tan envidiada, lo cual aumenta la ansiedad que la lleva a comer todavía más.

La inercia ABC

A ➡ B ➡ C

Esta dinámica comienza desde la anorexia restrictiva, transformándose con la edad en no restrictiva hasta caer plenamente en la bulimia. La misma naturaleza de los desórdenes alimenticios hará que la bulímica se transforme al paso de los años en una comedora compulsiva, que paulatinamente eliminará hasta cortar el factor purga de la ecuación.

El enganche primario de la bulimia se centra alrededor de la purga y el atracón se vuelve tan sólo un medio para llegar a ella. Cómo pues, se llegaría a perder este factor que sustentó la ecuación entera para convertir al atracón en actor único (**C**). Por consecuencia lógica, quizá sería la respuesta.

En **anorexia** (**A**) el ayuno juega el papel principal y el ocasional atracón resultante en purga se hace presente; en **B** es el atracón/purga el que lleva la rienda, siendo la purga la que va al volante. Mas en fases donde ya el cuerpo se ha deteriorado tanto, es posible que la purga deje de ser tan eficiente y deje que el atracón compulsivo sin purga (**C**) sea el que se quede al mando.

Ahora veamos la dinámica con la presencia bulimaréxica:

A ➤ A1 ➤ A2 (factor variable) ➤ B

bulimarexia

b1

b1
Resultante de anorexia (A), anorexia con atracón/ purga (A1), con o sin presencia de anorexia mutilante (A2) y bulimia (B)

Las más expuestas a caer dentro de esta fase particular de los desórdenes alimenticios son las provenientes de anorexia no restrictiva (con presencia de ciclo atracón/ purga, uso de laxantes y/o diuréticos). Aquí es probable que la bulimarexia se convierta en una fase de transición entre anorexia y bulimia. Dado que el ciclo atracón/pur- ga tiende a tomar las riendas, la bulimia puede volverse entonces el actor predominante y llevar a la anorexia a ocupar un rol secundario. El "desliz" es imperceptible. Si se llega aquí por desliz de anorexia, la ecuación en el ciclo atracón/purga tendrá el elemento de ayuno mucho más presente, por lo menos en el inicio, que si se llegó aquí como primera parada de los desórdenes alimenticios.

Como entrada directa...
Aquí también se puede estar como resultado de entrada directa, sin necesariamente haber tenido que pasar por un periodo anoréxico. Aquí entran muchas personas que iniciaron con dietas drásticas que se convirtieron en die- tas de hambre, y eventualmente el ayuno se volvió habi-

tual, llevando el péndulo necesariamente al otro extremo, creando el desenfreno por querer comer todo lo que no se ha comido lo más rápido posible, recurriendo a la purga como solución al atracón.

La diferencia sutil entre esta condición y la bulimia clásica, por ejemplo, es la ausencia de elaboración alrededor del atracón como lo hay en la bulimia, en donde se llega a vivir por, para y alrededor de la planeación y manejo del ciclo atracón/purga. La velocidad con que el ciclo se lleva a cabo es un factor a tomar en consideración para diferenciar una enfermedad de la otra.

> En bulimia clásica pueden pasar horas entre el momento en que el atracón empieza y hasta que la purga termina. En la bulimarexia hay una ausencia del proceso mental alrededor del atracón elaborado en la bulimia.

La dinámica a contracorriente

A ← B ← C

La enfermedad empieza justo en el polo opuesto. En estos casos se nada en el río "cuesta arriba", es decir, se comienza en la posición de la comedora compulsiva (C) que poco a poco aprende a imponerse el síntoma primario: ayuno. **Dado que se adopta la conducta mental A cuando se está en la manifestación física C, no se presta atención a estos casos. Pero esto es una trampa, ya que *se es* una anoréxica interna con una "llenita" externa.** Es la enfermedad recorriéndose en dirección opuesta. Cuando el hambre sea demasiada, quizá se caiga en el atracón/purga, logrando pasar temporalmente por la bulimia **B**, pero dado que el perfil predominante es anoréxico, la persona llegará eventualmente a la posición A. Éstos son los clásicos casos de anorexia adulta, los de quienes padecieron problemas de sobrepeso desde la niñez.

Ahora veamos la dinámica en contraflujo con la presencia bulimaréxica:

A ← A1 ← A2 (factor variable) ← B2 ← C

bulimarexia

b2

b2
Se origina de (C) comedora compulsiva, (B2) bulimia, con o sin presencia de anorexia mutilante (A2), anorexia con atracón/purga (A1) y anorexia restrictiva (A).

Los síntomas son idénticos que en la bulimarexia tipo 1, **la gran diferencia es que la dinámica de la enfermedad va a contraflujo, como lo indica la flecha**, lo cual indica que la bulimarexia se llega a instalar eventualmente en la anorexia como enfermedad primaria y en la bulimia como síntoma de apoyo.

El caso "D"

D es una chica que terminó con anorexia mutilante, pero que empezó justo en la condición C. Desde niña sufrió de sobrepeso, pero dado que tenía una cara despampanante, creció con el comentario constante de "si tan sólo fueras más delgada serías la belleza codiciada".

Lo único que deseaba D era ser aceptada, dejar de ser la gorda bonachona pero socialmente repudiada...

D recorrió toda la vertiente de los desórdenes alimenticios hasta llegar a ser anoréxica. Cuando cayó en el hueco de la bulimarexia (b2), tenía aún un ligero sobrepeso (aunque ya había perdido 17 kilos), pero justo en esta condición fue que la automutilación hizo su trágica aparición. D buscó ayuda profesional, pero su seguro le negó la cobertura porque su médico no diagnosticó anorexia, sino comedora compulsiva con problemas de adaptación a su cambiante entorno; ese diagnóstico errado fue su condena, ya que perpetuó su delirio de que en realidad no tenía un problema, y como era muy inteligente, sus buenos empleos engañaban a toda la gente. Dado que el hambre reprimida por años representaba ya demasiado dolor contenido, la automutilación poco a poco se fue haciendo su más íntimo amigo... D llegó a pesar no más de 25 kilos. Su piel era completamente naranja por la presencia tan brutal de carotina en la sangre. Ese errado diagnóstico fue su sentencia de muerte... me pregunto si aquel "médico" siquiera tiene eso presente.

El punto de quiebra

Depresión y suicidio

Todos nos hemos sentido "apachurrados" y desmotivados en alguna ocasión, y aunque estos síntomas sí son indicativos de la existencia de un problema, esto no necesariamente implica que suframos depresión.

Los ojos deben enfocarse en la depresión clásica: aislamiento del entorno, apatía, dar la impresión de estar "desconectados" de la vida. Este tipo de depresión es un factor existente en las tres vertientes de los desórdenes alimenticios; sin embargo, resulta más acentuado en la bulímica y la comedora compulsiva. La bulímica entra y sale de la depresión y se va a la sobre-estimulación; la comedora compulsiva vive sólo en la depresión. La anoréxica (sobre todo sin presencia de bulimia como síntoma de apoyo) sufre una depresión ligera, pero más estable; no hay oscilaciones en el estado de ánimo tan notorias como en la bulímica.

La depresión de la bulímica es intermitente, crónica, tiene altas y bajas acentuadas y frecuentes; la bulímica vive luchando por huir de esas bajas, creando la situación externa que garantice la reincidencia en el atracón como avenida para llegar a la purga, su verdadero liberador.

La depresión de la anoréxica y la comedora compulsiva es más estable, pero gradualmente creciente. Dado que en la comedora compulsiva hay una actitud de "resignación" hacia la vida, las depresiones son crónicas, pero sin incidencias suicidas altas hasta ahora reportadas. La anoréxica (sin bulimia como síntoma de apoyo) también sufre una depresión gradual, y aunque sí existe un porcentaje de que esa depresión llegue al suicidio, en la mayoría de los casos son complicaciones médicas derivadas de la inanición lo que termina con sus vidas. Sin embargo, la anoréxica con bulimia como síntoma de apoyo tiene un nivel de incidencia suicida bastante alto. La presencia del síntoma atracón/purga dispara el sentimiento de vergüenza necesario para querer terminar con la vida propia.

Dentro de las diferentes fases de los desórdenes alimenticios, la bulímica es la más impulsiva de las tres, consecuentemente la más impredecible y cuyas ramificaciones de sus actos son las de mayor impacto social (robos, abortos, uso de drogas). Mientras más se van cruzando rayas de "lo que nunca se consideró capaz de hacer", los sentimientos de culpa se vuelven ya imposibles de cargar. Es por ello que el mayor número de incidencia suicida tiene lugar aquí. Es relevante mencionar que en la etapa adulta, las bulímicas son las más propensas a caer en algún tipo de relación violenta. (Aunque la comedora compulsiva genera relaciones simbióticas más degradantes.)

La caída en las primeras fases de tratamiento: señal de alerta y de progreso

Irónica pero lógicamente, uno de los primeros pasos de recuperación que se experimentan al iniciar un tratamiento psicoterapéutico es precisamente la depresión. Cuando la persona suelta su adicción y se enfrenta a los problemas de los cuales venía huyendo, es no sólo común, sino de esperarse, que experimente una recaída anímica. Al ver la realidad de su situación personal, familiar y social, en combinación con el estado de abandono psíquico/emocional en el que ha caído, la persona se sentirá peor que antes de iniciar tratamiento. Es probable que llegue a consulta diciendo que quiere abandonar la terapia argumentando que "no le está sirviendo". El abandono de una adicción lleva a una sensación de vacío y apatía.

> La depresión inicial es precisamente señal de que el tratamiento va por buen camino.

Hay dos fases críticas en donde los suicidios oscurecen con su presencia. La primera es en el momento de la "aceptación" y de cobrar conciencia de que se tiene un problema, y un problema grave.

La siguiente fase de suprema vulnerabilidad es cuando se va erradicando el ciclo atracón/purga y todos los sentimientos de los que se venía huyendo pegan de golpe. Es como si de repente salieras de la anestesia de una operación. El dolor que se enfrenta es muy fuerte. Esta fase es todavía más peligrosa que la anterior, ya que el paciente se encuentra ante la disyuntiva de sentir eso que no quiere sentir ya que duele demasiado, o bien, volver a salir por

Aquí es vital que se le asegure a la persona que esto es un paso natural hacia su recuperación, es sólo una fase, una transición, la cual una vez cruzada abre la puerta genuina de la recuperación. Esto es el ego tratando de evadir el despertar, una resistencia que se debe tener el valor de soportar.

un atracón que le anestesie, pero como ya vivió la fase de aceptación de la gravedad del problema y de lo adictivo del ciclo, siente que el suicidio es la única manera de no tener que irse por una avenida tan poco deseable como la otra.

Hazle ver que su única libertad realmente reside en la actitud que adopte a la hora de encarar sus disyuntivas. Sí, ya sabe que comer y vomitar eventualmente la volverá adicta completamente de nuevo, y ya sabe que las razones por las cuales se evadía de la realidad a la que ahora se enfrenta –sin anestesia– eventualmente la alcanzarán, que es una carrera perdida. Sabe que no puede huir, y sabe que no hay comida suficiente que llene todos los vacíos afectivos, ni purga lo suficientemente severa que expulse todo el dolor e ira reprimidos.

La pregunta es: ¿qué va a hacer ahora?

La única solución es tener el valor de sentir aquello de lo que se venía huyendo y aceptar que la salvación reside en la actitud que se adopte a la hora de asumir de nuevo responsabilidad por la vida.

No hay de otra. No hay ni pastilla lo suficientemente potente que borre sus tristes recuerdos ni puerta mágica tras ninguna de las adicciones. *Éste es el despertar, el amanecer existencial, el alba radiante detrás de la hora de mayor oscuridad.* Todos los que lo hemos vivido estaremos en el callado acuerdo de que aunque hay un profundo dolor detrás de este despertar, también existe la paz de saber que por fin, la careta del autoengaño ha sido disuelta y uno vibra con el poder liberador de la verdad.

Psicoterapia humanística

Dado que los desórdenes alimenticios son producto de la sociedad contemporánea, los tratamientos neofreudianos son los más aconsejables.

Las corrientes humanista y existencialista dan énfasis a la búsqueda de la lección en la adversidad y el sentido de la vivencia experimentada. Brindan un enfoque liberador del ser humano, más allá de un contexto que lo determina, llevando a la conciencia de que cada uno es responsable por su vida.

Enfocan su visión en la búsqueda de la vida plena, y sostienen que las conductas destructivas del ser humano no son más que producto de una serie de anhelos y de necesidades básicas que en la niñez quedaron frustrados, pero en esencia movido por el deseo de vida plena, no de muerte como sostienen los freudianos.

En lo personal evitaría recurrir al psicoanálisis tradicional, ya que además de ofrecer una visión limitada del ser humano, es un tratamiento cuyos beneficios se ven a lo largo de varias sesiones. El proceso de "libre asociación" en el que se basa esta tendencia logra progresos muy paulatinamente.

En el tratamiento de los desórdenes alimenticios el tiempo es crítico.

Las tendencias humanistas, además de ofrecer un panorama mucho más alentador en cuanto a lo que el ser humano es, se enfocan y subrayan la búsqueda de sentido por medio de la trascendencia, brindando herramientas clave no sólo para la compresión de la enfermedad, sino para llegar a la compresión del "para qué" de la vida misma. Para atacar el problema de manera integral, una mezcla de terapia gestalt con neurolingüística puede traer resultados rápidos y tangibles.

Neurolingüística

La Programación Neurolingüística (PNL) es una escuela pragmática que logra integrar un sistema claro para la eficaz reprogramación neurológica. La PNL es una escuela que ayuda a desarrollar herramientas básicas para lograr un pensamiento coherente, congruente, estratégico y sistemático. Presenta un enfoque práctico y potente para lograr cambios personales tangibles.

Originada como tal a principios de los setenta, revoluciona el tratamiento tradicional al integrar dos eficaces métodos: la psicolingüística y la psicoterapia gestaltista. Esta escuela parte de los fundamentos de la teoría constructivista, la cual define la realidad como una invención y no como un descubrimiento. En otras palabras, no ve a los sucesos externos como algo separado de los internos, ni ve la realidad como algo a lo que se "llega" ajeno a nosotros mismos; la realidad no es interpretada como un conjunto de eventos separados del individuo, una realidad a la cual se llega, sino como algo que él mismo crea. Ayuda a ver cómo pensamiento a pensamiento uno mismo construye la realidad en la que vive.

Una manera eficaz de trascender los daños de la infancia...

La infancia de todos los que padecen un desorden alimenticio está llena de tristes historias, gestalts abiertas, sueños truncados y anhelos insatisfechos. Dado que fases cruciales para la primera fase de consolidación psíquica de la persona fueron frustradas, ella queda atorada en un *loop* que reproduce en su vida presente todos los traumas de la niñez que quedaron pendientes y que sólo la llevan a echarse sal en la misma herida de siempre.

La persona en realidad no tiene un presente, sino un pasado constante.

La gestalt busca y pide la sanación de este faltante, de ese *gap* que condujo a la falla mental en que la persona literalmente está atorada.

Por ello mi énfasis en el uso de la neurolingüística como arma para cerrar esas gestalts y llegar a una rápida reprogramación mental. Una forma humana y eficaz de liberar a la persona de ese libreto de vida prefabricado en que literalmente se quedó atrapada.

Entendiendo el libreto prefabricado

Es vital hacerle ver a la persona que está siendo el escritor, productor y director de una mala película...

Su conducta repetitivamente destructiva no es más que su inhabilidad de renunciar a lo que no le fue concedido...

> La parte del cerebro en donde está el daño desconoce el concepto tiempo. Es un almacén sin presente, ni pasado, ni futuro; una cineteca de las diversas escenas que componen la película de la vida.

Sigue en la espera, y sigue tratando de saciar esas necesidades, de tapar estos huecos, pero tan sólo produce el efecto exactamente contrario, ya que mientras más heridas trata de sanarse, más heridas acumula.

En el cerebro de la paciente hay una serie de escenas en proyección perpetua. Está atorada en un *loop* mental abierto. Debido a un trauma específico o a la mezcla de traumas, la película dejó de editarse, archivarse y guardarse apropiadamente.

Repito. Aquí no hay dimensión "tiempo". Esta película se cree a sí misma presente, porque la persona sigue condicionada a crear y recrear situaciones similares, en una amplia gama de variaciones y desilusiones, que sostengan y perpetúen su existencia en el presente, literalmente viviendo el hoy como si fuese ayer.

Se tropieza y se tropieza con el mismo poste.

Esto es por lo que la persona llega a sentirse como una broma cósmica, en la que no importa qué haga o cuánto se esfuerce, la historia siempre acabará igual... predestinada a terminar mal... ¿Por qué seguir si la vida no es más que un valle de lágrimas repetitivo?

Es vital comprender que para que una conducta –la que sea– se sostenga, debe tener un beneficio oculto. El suyo se encuentra en la confirmación morbosa que el fenómeno reproducido le brinda, y en el sentimiento de falsa seguridad que le proporciona, pues "confirma" lo que "ya sabía", atendiendo a su necesidad de crear algo predecible, aunque sea tan sólo la reproducción del mismo mercado de lágrimas.

A cada golpe de frustración que va recibiendo se pone metas cada vez más sobrehumanas, en la esperanza de que esta vez sí "le dará al clavo" y será digna de todo aquello que no le fue dado. Pero la realidad es que no sólo no le da al clavo, sino más se aleja de él, el hueco nunca se llena y la historia siempre termina igual.

> Con base en ese final ya esperado, con base en eso que "ya sabía" sigue escribiendo el libreto de los siguientes actos, cuyos nombres de personajes varían, pero cuya trama y desenlace son siempre los mismos.

Al tener grotescos golpes contrastantes con la realidad y constatar la diferencia entre su libreto y lo que en realidad sucede, se enfurece y se llena de rabia, rabia que sólo dirige contra sí mismo, lo que le lleva a recibir su propio insulto y autodegradación.

De la autodegradación sólo nacen metas más idealizadas, empezando por la de que "esta vez *sí* podrá".

Y la historia continúa...

La transformación del pasado

Debes hacerle comprender a la persona que la única manera de modificar su presente es trascendiendo su pasado. La única manera de lograrlo es aceptándolo. No existe

> Toda experiencia, por dolorosa que haya sido, conlleva la potencialidad de ser un eslabón clave en la cadena de nuestro proceso evolutivo.

un solo ser humano que haya tenido la infancia perfecta ni la vida color de rosa... Todos quedamos con faltantes y huecos... Por pretender taparlos, nos causamos todavía heridas más dolorosas.

Para lograr llegar a un modelo sano de pensamiento es necesario que tu paciente acepte que en respuesta a situaciones que sacudieron su realidad creó un mundo ficticio tan perfecto e idealizado que nadie real cabe dentro de él, ni ella misma; debe decir adiós a los personajes irreales que ha creado, empezando por el suyo propio; soltar todo aquello a lo que se ha aferrado para darle sentido a su vida. Romper con el libreto prefabricado de lo que la vida y los seres dentro de ella son, renunciando al fin al falso sentimiento de seguridad que la reproducción de este patrón le brinda.

> La aceptación de nuestras vivencias es un acto de valor. Es abrirse para asimilar la experiencia de todo corazón, con entendimiento y perdón, con fuerza para afrontarla y con humildad para tomar de buena gana la lección que representa.

Ultimadamente, que acepte de buena gana que todo el afecto, aprobación, reconocimiento y valía que no le fue dado, no fue porque no fuera merecedora de ello; no le fue dado por las limitaciones mismas de los seres de quienes lo esperaba, y aceptar en perdón absoluto que nadie le puede dar lo que tampoco tuvo.

"Cuando se asume esta actitud ante la vida, todo, incluso la muerte de un ser amado se convierte en un verdadero tesoro de enriquecimiento en el proceso evolutivo. No podrías enriquecerte nunca de la experiencia y significado profundo de la pérdida de un ser querido si no has aceptado antes su partida."[27]

La última frontera: y si me dice... "estoy pensando en quitarme la vida"...

Pregúntale: ¿qué lo detiene? ¿Qué se lo impide?
Ruega que te conteste que hay algo que lo hace querer seguir aquí... Que el que ellos estén vivos sea causa de alegría para alguien más. Que hay un lugar que sienten que sólo ellos pueden llenar. Puede ser una mascota, un sueño perdido, una obra inconclusa, un ser querido, quizá un talento, algún don no descubierto... Hazle ver que siempre hay algo o alguien por que luchar... Ésta es la pregunta medular.

Uno de mis más admirados mentores, Víktor Frankl, cuestionaba así a sus pacientes para llevarlos al porque "sí" de su presencia y a encarar valerosamente su despertar existencial, tejiendo pedazos de sueños rotos y vidas truncadas en urdimbres firmes de sentido y responsabilidad.

¿Qué lo detiene? ¿Qué es ese algo que le impide quitarse la vida? En esa respuesta está su destino, el sentido de su vida. Detrás de este quebrantante momento y aparente muerte de su ego, está su trascendencia y el porqué de su existencia.

---

[27] Villanueva-Reinbeck, M., *Más allá del principio de autodestrucción*, p. 36.

El sentido de la enfermedad

Cualquier enfermedad es una manera inconsciente que adoptamos para evitar el despertar de la conciencia. Por ello la enfermedad es conocida como un camino que tiene el potencial de llevarte de nuevo a la honestidad, un camino hacia el despertar. Los síntomas de la enfermedad nos obligan a enfrentar aspectos contenidos en nuestra personalidad inconsciente (la sombra) pero que nos rehusamos a reconocer de manera consciente.

Toda enfermedad habla un lenguaje determinado con el cual sus síntomas comunican su mensaje. Esto es en sí la enseñanza y aprendizaje detrás de la enfermedad.

La enfermedad es el conducto, el camino por el cual la ola enferma del inconsciente colectivo se comunica, para decirnos algo acerca de nosotros mismos que hasta ahora

> Si no se rescata la lección detrás del síntoma, ¿qué sentido tendría la enfermedad?

no hemos reconocido. La enfermedad busca instaurar el equilibrio, pidiendo por medio de los síntomas que las vivencias inconclusas se trasciendan y las gestalts pendientes se cierren; este cambio de nivel de conciencia –de elevación de frecuencia mental–, hace que el cuerpo vibre de nuevo en la frecuencia "salud".

Las nuevas tendencias regresan al principio de la unicidad, a la relación directa entre cuerpo y alma. La salud es un nivel de conciencia, una frecuencia mental, libre de dicotomía, en donde el cuerpo vibra en plena vitalidad. Cuando se capta y se afronta el mensaje que una enfermedad en particular nos está obligando a ver, los síntomas se trascienden, y el cuerpo regresa a la salud.

¡Fin a la medicina mecanicista!

El problema de la medicina actual es que ataca los síntomas sin dejarlos hablar. El síntoma no muere, es mutante, por ello cada día es mayor el número de quienes confían en los métodos, antiguos o modernos, de la medicina naturista o la medicina homeopática, que en los de la medicina académica. "No faltan motivos de crítica –efectos secundarios, mutación de los síntomas, falta de humanidad, costos exorbitantes y muchos otros. La medicina tradicional falla por su filosofía, o por su *falta* de filosofía. Hasta ahora, la actuación de la medicina responde sólo a criterios de funcionalidad y eficacia; la falta de un fondo espiritual le ha valido el calificativo de 'inhumana'."[28]

Esta visión puede ser a la vez liberadora o bien, aterradora, ya que arrebata al ser humano el recurso de utilizar a la enfermedad como un medio para huir de sus asuntos pendientes.

---

[28] Ruediger, D. *La enfermedad como camino*, 1983.

El síntoma como maestro

El síntoma juega un papel integrador; nos impone enfrentarnos con algún aspecto de la realidad que no queremos ver de manera consciente. Ante un síntoma corporal el ego se ve forzado a aceptar los aspectos de sí mismo desterrados de su "yo consciente". Lo que negamos en nosotros mismos se nos presenta una y otra vez de diversas maneras; por medio de otras personas en quienes vemos proyectada nuestra sombra o mediante síntomas somáticos, por medio de situaciones repetitivas, o el eventual "accidente".

El síntoma confronta a la persona con todo aquello de lo que busca desentenderse.

El síntoma funge como señal y requiere de nuestra atención, interés y energía, por lo tanto, nos impide seguir con nuestra vida normal, perpetuando el engaño del "Yo consciente" de que estamos "bien". Un síntoma nos reclama atención –lo queramos o no. Esta interrupción que nos parece llegar de fuera nos produce una molestia y a partir de ese momento, no tenemos más que un objetivo: eliminar la molestia. **El ser humano no quiere ser molestado, quiere callar al síntoma y regresar a la comodidad de su vida normal.** Pero el síntoma no muere, se muta, buscando una vía alterna para completar la lección y gestalt inconclusas.

> La enfermedad vuelve sinceras a las personas. Las vuelve sinceras contra su voluntad; o al menos, contra la voluntad del ego; la enfermedad lo desenmascara, lo desinfla de su soberbia, despojándolo de su ilusión de entereza.

El síntoma saca a la persona de su pereza existen-cial; rompe la ilusión de la comodidad para obligar a la persona a completar aquello que no tiene resuelto. Cuando el mensaje del síntoma es encarado y resuelto, la conciencia re-eleva su frecuencia y regresa al cuerpo a su verdadero nivel de salud plena.

En la información del síntoma está el mensaje de regreso a la salud. No tiene sentido seguir amordazando al síntoma ya que en su mensaje está el despertar.

Relación conciencia-cuerpo

El cuerpo es el vehículo de manifestación de todos los procesos y cambios que se producen en la conciencia. Si una persona sufre un des-equilibrio en su conciencia, ello se manifestará en su cuerpo a manera de síntoma.

"El cuerpo hace manifiesta la información emitida en la conciencia. La conciencia es al cuerpo lo que un programa de radio al receptor. Dado que la conciencia representa una cualidad inmaterial y propia, natural-mente, no es producto del cuerpo ni depen-de de la existencia de éste.

"Por lo tanto, es un error afirmar que el cuerpo está enfermo –enferma está la men-te del ser portador de la enfermedad–, por más que el estado de enfermedad se mani-fieste en el cuerpo como síntoma".[29]

"Enfermedad" es la caída de la frecuencia mental; salud, el trastorno de un orden has-

---

[29] *Idem.*

ta ahora equilibrado. La pérdida de armonía se produce en la conciencia, en el plano de la información, y en el cuerpo sólo se muestra.

Aquello que en nuestro cuerpo se manifiesta como síntoma es la expresión visible de un proceso invisible y con su señal pretende interrumpir nuestro proceder habitual, avisarnos de una anomalía y obligarnos a hacer una indagación. Sería entonces absurdo enfadarse con el síntoma y, más absurdo aún, tratar de suprimirlo impidiendo su manifestación. *Lo que debemos eliminar no es el síntoma, sino la causa.*

La enfermedad es un estado que indica que el individuo, en su conciencia, ha dejado de estar en orden o armonía. Esta pérdida del equilibrio interno se manifiesta en el cuerpo en forma de síntoma. El síntoma es señal y portador de información, ya que con su aparición interrumpe el ritmo de nuestra vida y nos obliga a estar pendientes de él.

El síntoma nos informa de que algo falla. Denota un defecto, una falta. Esta carencia se manifiesta en el cuerpo como síntoma. El síntoma es entonces el aviso de que algo falta.

Cuando el individuo comprende la diferencia entre enfermedad y síntoma, su actitud básica y su relación con la enfermedad se modifican rápidamente. Ya no considera el síntoma su gran enemigo, cuya destrucción es su mayor objetivo, sino que descubre en él a un aliado que puede ayudarle a encontrar lo que le falta, venciendo así la enfermedad.

El síntoma es un maestro que nos ayuda a atender nuestro desarrollo y conocimiento, un maestro severo que será aún más duro con nosotros si nos negamos a aprender la lección detrás de su mensaje.

"La enfermedad no tiene más que un fin: ayudarnos a subsanar nuestras 'faltas' y hacernos sanos... El síntoma puede decirnos qué es lo que nos falta —pero para entenderlo tenemos que aprender su lenguaje. Aquí está la diferencia entre combatir la enfermedad y transmutar la enfermedad. La curación se produce exclusivamente desde una enfermedad transmutada, nunca desde un síntoma derrotado, ya que la curación significa que el ser humano se hace más sano, más completo, más íntegro. Curación significa redención, aproximación a esa plenitud de la conciencia, también conocida como iluminación".[30]

El porqué de la adicción

La adicción es una tapa que pretende llenar vacíos. El clásico hueco existencial, al agujero sin fin de la autoestima perdida, la solución mágica a todos los faltantes de la vida... es como tener un lobo hambriento, que siempre te vendrá a pedir un poco más...

El fenómeno adicción nace en la represión de los instintos por considerarlos como algo "menos merecedores", algo "malo", "sucio"; en esa disociación nace la dicotomía. *Haz algo prohibido y lo volverás objeto de tu deseo, y eventualmente de tu obsesión, hasta que eso termine siendo tu*

---

[30] *Idem.*

adicción. Al igual que la enfermedad tiene el potencial de llevarte de nuevo a la honestidad, la adicción te abre la puerta para entablar de nuevo una sana comunicación con la naturaleza instintiva; es una forma de pedir el retorno a la unicidad. *La adicción tiene una esencia totalmente espiritual. Es una sed espiritual.*

De igual manera que una enfermedad no se supera jamás desde la derrota del síntoma, la adicción no se cura desde la supresión de ese faltante que el lobo hambriento pide a gritos. ¿Quieres hacer un adicto a la pornografía? Taládrale desde niño que Dios lo va a castigar por tener algún impulso sexual. Como elocuentemente dice Osho, "mientras más condena la iglesia el sexo, más revistas vende *Playboy*". Se fabrica la dicotomía, violando la unicidad e integridad del Ser, trazando la ruta de la adicción futura.

La bulimia es un reflejo de la represión de la naturaleza instintiva, donde por medio de la introducción de grandes dosis de comida y consecuente necesidad de explosión y catarsis, se sacian adyacentemente necesidades reprimidas por el contexto externo que manda todo tipo de información, subliminal o directa, acerca de que: "eso no es para las niñas buenas", volviéndolas solamente otro tipo de "niña mala".

> Mientras no se inicie con una educación que restaure la reintegración del ser con su naturaleza instintiva, las cárceles y hospitales psiquiátricos seguirán llenas de vida.

El sistema en general, pero en particular la educación tradicional y la religión dogmática, implantan y promueven la vergüenza acerca de nuestra naturaleza instintiva con mensajes en todo tipo de comerciales de "tápate y perfuma tus olores humanos"; "cúbrete de cuanta evidencia deje el paso de los años"; "el placer sexual es algo que debo inhibir y que ni en mis fantasías debo tener el derecho de sentir".

La sombra, la enfermedad y el inconsciente colectivo

El conjunto de todas nuestras sombras es lo que se llama "inconsciente colectivo".

Cuando nuestra sombra está llena de lobos hambrientos, heridas emocionales no sanadas, culpa, lamentos, resentimientos, literalmente uno "se conecta" con la parte enferma del inconsciente colectivo. Las frecuencias mentales del inconsciente se "identifican" con las frecuencias mentales del inconsciente colectivo afines, el cuerpo adopta una enfermedad en particular, y los síntomas empiezan a hablar su lenguaje. Por eso a unos les da un cáncer y a otros un *alzheimer*. Todo depende de las historias que cada uno traiga inconclusas.

El fenómeno de la enfermedad en grupo

El niño agredido en casa agrede en clase, ya como la parte activa reproductora del fenómeno familiar o permaneciendo como la víctima, recrea la misma realidad.

En su afán de rescatarse a sí mismo, el ser agredido crea un súper ego que ahora ejerce el mismo control que sus padres ejercieron en él, saliendo de la posición víctima para convertirse en el agresor vengador, o bien, el ego aniquilado se dispara en la vertiente opuesta y reproduce versiones cada vez más idénticas a las condiciones denigrantes experimentadas en casa, perpetuando los abusos familiares, mutándolos en abusos sociales.

Es aquí donde los factores volitivos y más allá de los volitivos toman lugar y determinan el comportamiento. No existe una respuesta predeterminada de qué niño se convertirá en cuál... Se da el caso de niños cuyos problemas familiares lo tornaron empático y sensible, con una madurez más allá de su corta edad; el que de manera natural trasciende la adversidad y busca la lección detrás de la situación.

Surge entonces la pregunta, ¿es entonces transmisible un desequilibrio mental por medio de la comunicación con la ola enferma del inconsciente colectivo del aula escolar? ¡Por supuesto! El niño enfermo es sólo la vivificación de lo que está mal en el mundo, de todo con lo que su mente es plagada a diario, la manifestación tangible de todas las contradicciones que respira por todos lados. Este "desequilibrio" saca de sintonía a las frecuencias mentales que vibran en la salud. Por ello es vital "detectar" al portador de esa frecuencia lo más rápido posible.

Pero la pregunta adyacente y eterna, ¿quién se abre a esa frecuencia? ¿Quién está expuesto y vulnerable a que esta frecuencia sea su estación de radio mental? ¿En quién se instala pues la semilla de la enfermedad? En aquellos niños cuyo perfil psicológico y familiar sea la adecuada tierra de cultivo.

Narcisismo y perfeccionismo

Uno de los puntos cruciales de enseñanza de la enfermedad es el tema de la trascendencia del narcisismo. *Los
desórdenes alimenticios son la enseñanza clara de
que el ser físico, la apariencia, el ego, no lo es todo.*
Mientras más rápido se abra uno a la aceptación plena de
que efectivamente, se vive por y para el ego, más rápido
se trascenderá el verdadero sustentador de la enfermedad: la vanidad, el "yo físico" en el cual se encerró para
protegerse de una realidad; la careta que se adoptó para
evitar el despertar.

Dado que los desórdenes alimenticios son una enfermedad
del ego banal, el que está convencido de que la apariencia
lo es todo, el síntoma recaída para poder levantarse –requisito para la superación de la enfermedad– confronta
al ego una y otra vez con su impaciencia, quebrantándolo, azotándolo y vomitándolo cuantas veces lo necesite
hasta que finalmente la careta narcisista y perfeccionista
se quiebra y el ser literalmente despierta de la ilusión y
visión de lo externo y aparente como lo más importante.
Es el síntoma que reaparece y reaparece para hacerte ver
lo que tu ego perfeccionista se engaña a sí mismo diciendo
que ya es.

*Ésta es una enfermedad que te hará honesta conti-
go. Te lo juro. A tu yo consciente, a todos, e incluso
a ti misma podrás engañarte, pero a tu inconsciente
no lo engañas jamás.*

El síntoma *recaída* como requisito de la liberación: el punto último de quiebra del perfeccionismo

La recaída... lección última de paciencia... Esta enfermedad enseña claramente que la paciencia es una virtud que sólo con paciencia se construye. Dado que los desórdenes alimenticios son el producto de nuestra época en que todo lo queremos, rápido y perfecto, el síntoma recaída como requisito para salir –paciencia– es en sí la enseñanza medular de la enfermedad.

Perfeccionismo: el disfraz de la autoestima empobrecida

El perfeccionismo es una trampa con la cual uno pretende tapar la autoestima empobrecida; el ego fragmentado, enmascarado, que lleva a imponerte metas elevadas seduciéndote tras la fantasía de que éstas suplirán todo el amor y cariño incondicionales insatisfechos en la niñez. Al no encontrar ese nirvana que la falsa meta ofrecía, nace la siguiente careta, la que esta vez sí se pondrá las metas correctas para proporcionar todo aquel amor y aprobación que sigues buscando, llevándote obviamente al siguiente trancazo... De esta frustración nace la siguiente careta..., la que ahora sí va a poder... Y la historia sigue y sigue...

Hasta que eventualmente uno entiende que no hay ni meta ni logro lo suficientemente valioso que repare heridas emocionales o

> El perfeccionismo es el tinte clásico de los desórdenes alimenticios. El mundo de las metas, el ser convencido de que lo exterior es lo que lo determina, corre desesperadamente tras un logro, y el que sigue, con tal de tapar el hecho de que se siente totalmente vacío y que deambula por la vida con un hueco afectivo permanente.

que llene los vacíos afectivos, y comprende que los sucesos que llevaron a ese hueco sólo pueden ser sanados desde la aceptación plena de que ese hueco, sólo con amor propio se llena, y que ése, no es condicional a nada, más que a ser.

La gran mayoría de las personas que padecen un desorden alimenticio tienen un alto grado de perfeccionismo y rasgos narcisistas, los cuales asumieron para adaptarse a un suceso que amenazó su existencia física en una temprana infancia, a una realidad que distaba de ser reconfortante, a no ser vista en sus necesidades más profundas, llevándolas a buscar la reafirmación de su "id" ego, identidad en su reflejo en el espejo; a crear un súper héroe (súper ego) ficticio que los rescataría de todo aquello, y una mártir que siempre asumiría la caída por las eternas metas incumplidas de su ego perfeccionista.

Trascendencia

El libre albedrío...

"La libertad, esa capacidad inalienable para elegir el propio camino, esa propiedad a la que nadie puede renunciar, impone una pesada carga sobre el ser humano: la incertidumbre, la angustia de no tener un camino prefijado, la desorientación, la carencia de rumbo, el caos."[31]

Afrontémoslo. Al ser humano no le gusta admitir que él, y nadie más, es responsable por su vida y por lo que hace o deje de hacer con ella. Dado que no

---

[31] Frankl, 1947; Fromm, 1951; Bugental, 1965; Yalom, 1980; Villanueva, 1985, 1988.

existe una enseñanza de cómo elegir y a pensar por nosotros mismos, optamos por seguir las normas planteadas
como mejor se acomoden a nuestro perfil
socioeconómico y cultural, pretendiendo
ser una gota del inconsciente colectivo,
confundiéndonos con la masa gregaria y
fundiéndonos de manera simbiótica con los
seres e instituciones que nos rodean, con-
virtiéndonos en una gota anónima del mar
de la inconciencia que nunca se preguntó
su origen ni asumió responsabilidad plena
por su propio destino.

> El camino del ser humano es único. Existen tantos caminos como seres habemos; no hay dos iguales y nadie más que nuestra voz interna nos puede decir cuál es el propio.

*Hay una voz, la inteligencia suprema, su-
perior, la intuición, la voz del corazón.*

Si no se descubre por qué se vino aquí y a
hacer qué exactamente, se nos fue la única
pregunta por la cual sí se nos pedirá la respuesta.

Atendiendo el llamado...

La **vocación**, del latín, *vox*, la voz...

El camino hacia la trascendencia se encuentra en la vocación, en dejar que la voz interior nos guíe hacia el camino
de la verdadera realización. Es el acto de fe, de entrega a la voz por la cual nos sentimos llamados... Esa voz
corresponde a la de un ser superior que nos pide en todo
momento que hagamos lo que de corazón amamos. La
voz que nos inspira a descubrir nuestros dones para el
desarrollo pleno de nuestro potencial humano.

El camino del ser es una jornada individual que conduce de nuevo de regreso al Todo. Lo único que se opone a esta trascendencia es el instinto de preservación del ego, que convencido de que es un ente separado del resto del cosmos, se rehusa a fundirse con el Absoluto que es en sí su esencia real.

Cuando se asume que uno mismo y nadie más es capaz de elegir, asumimos responsabilidad por nuestra libertad, nuestro destino; el ser se torna pleno en cada uno de los pasos del proceso evolutivo, trascendiéndose, llenando cada instante de valioso sentido, realizándose de forma natural conforme a un orden superior, invisible e interconector de todas las cosas.

Cuando ejercemos el valor de elegir el propio camino, despertamos a la verdadera naturaleza del Ser; el sentimiento de "separatidad" se desvanece, el ego se trasciende y el Ser se funde de regreso con el Absoluto, el Todo. En otras palabras, justo cuando crees que estás totalmente solo, te das cuenta de que no lo estás.

Hacia un modelo
integral de pensamiento

El poder creador de la palabra

El lenguaje es la manifestación verbal de lo intangible, de lo abstracto, el terreno sensorial llevado al mundo de la expresión humana tangible, perceptible, audible. Es un arma poderosa que contiene la consolidación de los diversos movimientos de conciencia dados en forma por la intención y tendencia de nuestros pensamientos. Estos pensamientos condensan energía en la cual flotamos en principio de correspondencia con energías afines. La realidad que plasmamos al interior se impregna en el inconsciente, el cual crea las rutas necesarias para traerse a la manifestación en el plano físico.

Cada palabra que piensas o dices genera una resonancia y todas tus células y moléculas vibran en principio de correspondencia con estas vibraciones.

Piensa...

Cada pensamiento que tienes se asienta en algún lugar de tu cerebro y traza una ruta. Imagina que tomas otro pensamiento, diferente, pero de la misma naturaleza en su resonancia, y éste se asienta como una extensión del anterior. Cada vez que lo repites, se ahonda esta ruta hasta que queda trazada y opera sola. El destino de las rutas mentales que trazamos responden a necesidades fisiológicas, y estas necesidades fisiológicas corresponden siempre a nuestros estados de ánimo. Si te sientes bien a menudo, necesitarás perpetuar situaciones que te lleven a sentirte así para que el estado de ánimo pueda sostenerse en esa frecuencia de resonancia. Estado de ánimo que repitas será estado de ánimo por el que eventualmente crearás una adicción fisiológica. Tus estados de ánimo determinan tus vivencias y de tus vivencias está construida tu existencia.

Así pues, pensamiento a pensamiento y palabra a palabra literalmente escribes tu acto en el libreto cósmico de *La vida humana*.

De la filosofía antigua a la ciencia cuántica

Rompiendo con la ilusión de la separatidad

No puede existir un mundo allá afuera independientemente de lo que sucede adentro de uno.

Jung, en sus valiosas aportaciones en cuanto a la interconexión de la naturaleza con el individuo, y de éste con su entorno por medio del inconsciente colectivo, abre la puerta que regresa la psicología a su esencia espiritual respondiendo al principio de la unicidad. Por medio de la introducción del concepto "sincronicidad", Jung logró demostrar que la realidad que un individuo genera en su interior es directamente proporcional a la manifestada en su vida al exterior. Que el mundo subjetivo y el objetivo es uno y que todo está interconectado con todo. Capra, en el Tao de la física, lo explica claramente:

La famosa sentencia de Descartes, *cogito ergo sum* –"pienso, luego existo"– ha llevado a los occidentales a identificarse con su mente... como consecuencia de la división cartesiana, la mayor parte de los individuos están conscientes de sí mismos como egos separados que existen dentro de sus cuerpos... Esta fragmentación interna refleja nuestra visión del mundo "de afuera", que es percibido como una multitud de eventos y objetos separados...

La creencia de que todos estos fragmentos están realmente separados puede ser vista como la razón esencial de las crisis sociales, ecológicas, y culturales presentes. Nos ha alienado de la naturaleza y de nuestro prójimo humano...

Es fascinante ver que la ciencia del siglo xx, que originó la división cartesiana y la visión del mundo mecanicista, y que de hecho sólo fue posible por esa visión, ahora supera la fragmentación y retorna a la idea de la unidad expresada en las filosofías de la antigua Grecia y de Oriente... cuya visión es orgánica, en la que todas las cosas y eventos percibidos por los sentidos están interrelacionados, conectados, y son sólo diferentes aspectos o manifestaciones de la realidad última.[32]

Reintegración de las inteligencias

- **Instintiva**: Tu pasado, que te une al mundo animal, pertenece al cuerpo; **el peldaño inicial de la escalera de la conciencia**.

- **Intelectual**: Tu presente, tu inteligencia humana, tu mente. La que cree saberlo todo, pero carece de lo antiguo del instinto; **la parte intermedia de la escalera de la conciencia**.

- **Intuitiva**: Tu futuro estado de perfección sublime y conocimiento pleno. Se hace presente por medio de todo, todo el tiempo, pero el intelecto la calla con base en razones. La intuición es el conocimiento que trasciende la lógica, **el peldaño más alto de la escalera de la conciencia**.

El ser humano fue equipado perfectamente para trazar una forma natural de evolución. Le fue dado el pasado, el presente y el futuro en su mapa de operación.

Se le concedió su esencia real, su intuición, la brújula natural de orientación, la voz del corazón. Su peldaño más alto y sublime de conciencia. Pero llegó el intelecto reciente, el humano, que le dice a la de arriba, "tú no existes" y a la de abajo "yo soy superior a ti" y calla a ambas creyendo

---

[32] Capra, *The tao of physics*, 1984, pp. 9, 10.

que es una mente separada del Todo. Quedan los instintos, quienes tristes y aberrados dejan de ser nuestro gran aliado y verdadero amigo, para volverse el peor juez y lobo hambriento reprimido.

Así ha operado el ser humano, fragmentado, hasta ahora que llega más y más a la conclusión de que ésa no es la verdadera historia que todos los sabios habían contado.

Ya vimos que la sentencia cartesiana del mundo "pienso, luego existo", llevó al hombre a nutrir sólo uno de sus aspectos de la inteligencia: la intelectual. Dado que el ser humano opera literalmente desintegrado, partiendo de que es su intelecto y nada más, bloquea sus otras dos inteligencias, básicas para despertar al poder pleno del "Yo creativo".

> Creando la dicotomía se logra que el ser viva en el dilema constante, hasta que recupere el entendimiento de que ese teorema original, no es como nos lo interpretó Pitágoras, ni Sócrates ni Platón en su visión ideal.

Como he mencionado anteriormente, la religión dogmática y el sistema en general, imparten culpa con respecto a nuestra naturaleza instintiva o animal. Al hacerlo, nos mantenemos dormidos, disociados, y hacemos de un gran aliado nuestro peor enemigo. El sistema tradicional atiende a esta necesidad creando hospitales, cárceles y clínicas psiquiátricas..., el ser humano viene y se va y no descubre ni por qué vino. Dado que la intuición es promovida como algo fuera de uno a lo que se conecta por medio de intermediarios (iglesia), o algo que no existe (ciencia mecanicista), deambulamos por la Tierra sin la brújula que nos lleva de forma natural al verdadero destino.

De regreso al Todo...
La esencia real, la intuición, es espiritual, donde no hay tiempo o espacio, siempre es, siempre está. La reconozcamos o no.

No podemos incrementarla, mas sí podemos incrementar la capacidad de alinearnos de forma natural a ella. Existen herramientas sólidas para trazar el regreso al destino sublime, puede ser meditación, yoga, o la reflexión, la catarsis del arte, lo que sea la voz de tu corazón.

Cuando se logra la reintegración con los instintos, se vuelve a tener acceso a la conexión ancestral del reino antiguo animal y se comprende que se es parte integral de todo ser sintiente de este pequeño reino terrenal. El ser humano queda libre de operar desde su necesidad reprimida atendiendo de forma natural la conciencia divina.

La Ley Divina: liberando el secreto hermético...
En 600 a.C. Pitágoras nos enseña que Dios,[33] la Mente Suprema, es causa de todas las cosas, y dado que esa mente es la misma que el Todo utilizó cuando creó el Cosmos, la mente humana y la Divina son en esencia la misma. El asunto es, dado el principio de polaridad,[34] que cada ser elige o no alinearse a ella.

---

[33] Dios en este contexto concebido como un nivel de conciencia.

[34] El principio de la dicotomía, la capacidad de elegir, el libre albedrío de elegir finalmente hacia donde sintonizamos nuestra frecuencia, cuarto principio hermético –polaridad.

Pitágoras, por medio de la numerología, dejó el legado de que la ciencia corresponde a una Verdad única e indivisible, común a todos, sosteniendo que el paso de ser humano a Ser Divino es posible al estar a tono con la Mente[35] Infinita, la Creadora.

En 563 a.c., Siddharta Gautama, séptimo Buda, el Iluminado, en su legado al Nuevo Pensamiento afirmó: "La realidad manifestada es el resultado de todo pensamiento cuanto hemos tenido. Si el hombre educa a su pensar y ejerce el poder de la palabra desde la Luz, la alegría y la manifestación divina le siguen; si habla desde la oscuridad, la tragedia y la escasez se manifiestan".

En 397 a.C. Platón funda la Academia en donde se impartía la enseñanza de la Mente Suprema y el Idealismo, la cual sostiene que, por Ley, a todo ser le es concedida en su esencia una vida plena, vibrante de salud, abundante en su expresión creativa y llena de relaciones armoniosas, cuando se está acorde con la energía Divina.

Siglos antes de Pitágoras, Hermes Trismegisto (entre 2500-1500 a.C., no hay fecha exacta) nos dejó el camino trazado con los siete principios herméticos. **El primer Principio, Mentalismo**, sostiene que: No existe más que una Mente, un Poder, Totalmente Divino. Usamos esa misma mente y poder en nuestros mundos individuales que el Todo usó cuando creó el universo. Y en el cuarto, **Principio de Polaridad**, nos dice: Polaridad es sentir y pensar en cierta dirección, la habilidad de traer nuestra

---

[35] Escribo mente con minúscula y Mente con mayúscula para diferenciar entre la mente intelectual, ego y la Mente Suprema Creadora.

frecuencia en sintonía con la Mente Infinita, que forma un camino para que fluya la energía Divina. Vivir la vida conforme a la Verdad más alta.

Pero así como a Sócrates se le obligó a tomar la cicuta por no estar dispuesto a negar la Verdad a un maestro como Jesús lo crucificamos. La historia nos confronta claramente con nuestro lado oscuro, la triste verdad de que el ser humano no busca su iluminación ni el conocimiento por la sabiduría *per se*, sino por adueñarse del poder. Este capítulo de la historia lo narró Maquiavelo, afirmando que los seres fracasan porque en algún punto sucumben a la seducción del ego.

Básicamente todos los grandes maestros hablan de la necesidad de trascender el ego. Más y más seguido son los que abren los ojos hacia la realidad de un nuevo pensamiento, donde abundancia, salud vibrante, éxito pleno en la expresión creativa y un mundo lleno de relaciones armoniosas, fraternales, cálidas y compasivas no son vistas como algo inalcanzable o privilegios destinados a unos cuantos afortunados, sino como el derecho inalienable de todo ser humano.

Trismegisto, Sócrates, Pitágoras, Platón y muchos más lo sabían, conocían "el secreto" de todos los tiempos e impartieron la sabiduría. Poetas, científicos, pintores y místicos nos lo han dicho siempre... Despertemos al principio de la unicidad... ¡Recobremos el poder de crear conscientemente nuestra propia realidad!

SEGUNDA PARTE:
TRABAJO PRÁCTICO

Las células vibran y responden en principio de correspondencia de acuerdo con cada palabra que emitimos. Es vital poner énfasis en las rutas de comunicación que entablamos con nosotros mismos.

El poder de la palabra es creador.

La intención detrás es determinante,
ya que sirve de blanco en donde la flecha
del pensamiento se dispara.

A partir de este momento, ayudarás literalmente
a trazar las rutas de la experiencia
de la "salud mental".

La convicción, la entrega de la persona a su compromiso de recuperación y redención será directamente proporcional al resultado que verán manifestado.

La vida sí es una gran y divertida aventura.

¡Comencemos!

Reconectando con la verdad

El primer paso hacia la recuperación es la aceptación plena de que se tiene un problema. Dado que la experiencia adictiva lleva a vivir en mayor o menor grado en la mentira, ayudar a la persona a comprometerse a seguir un camino honrado es el primer cimiento para la recuperación de la autoestima. **La verdad es la fuerza que libera.**

Ejercicio: el poder del reconocimiento

Material: Un cuaderno en blanco y un espejo.

Pide a tu paciente o alumno querer abandonar su adicción.

Afirmación: *Desde lo más profundo de mi ser decreto el deseo genuino de abandonar mi desorden alimenticio. Me abro a admitir mi delirio de perfección, suelto mi necesidad*

*de juzgarme y juzgar a otros, reconozco que nunca seré
tan perfecta como yo quisiera, admito que me he mentido
innumerables veces..., me abro a reconocer todo aquello
que tenga que ser reconocido y me abro a que la luz lo bañe
y me libere de mi condena.*

Ahora...

Pídele a tu alumno o paciente que escriba 10 extremos a
los que haya llegado a causa de su desorden alimenticio
(insiste en que nadie leerá sus escritos), a menos que ella
voluntariamente te los dé a leer. Esto no es un examen.
Si voluntariamente te entrega sus secretos tú solo léelos,
agradécele profundamente su confianza en ti y devuélvele
su cuaderno. Éste es **su** diario de regreso a la recuperación.

Entre las confesiones más comunes de los extremos verás desde comer del bote de la basura, robo de laxantes
y/o diuréticos, hasta haber ingerido más de tres kilos de
comida... Es vital que no juzgues el contenido de lo que
estás leyendo.

El valor del ejercicio está en el valor de la persona de
poder decirlo –aunque sea sólo a sí misma y por escrito.
La confesión *per se* es irrelevante, lo crucial es que la
persona esté lista para soltar el secreto del que tanto se
avergüenza y que únicamente la hace caer más profundamente en acciones que se promete a sí misma una y otra
vez ya no repetir.

Cuando termine con su lista, dale un espejo y pídele que se vea a la cara y se repita:

A pesar de mi peor secreto, me amo, soy digno y valioso. No he cometido un acto malo o un acto bueno, simplemente actos de inconciencia.

Me libero del juicio y de la condena. Me amo. Me considero capaz de ser más fuerte que mi peor secreto. Suelto mi culpa y necesidad de castigo ahora.

Templando
lo extremista
del lenguaje

Para que la enfermedad mental de cualquier vertiente de los desórdenes alimenticios se trace, tiene que haber una serie de justificaciones y seducciones mentales con las cuales los síntomas convencen a la persona de rehacerlo –pese a todas las promesas que ya se había hecho.

Ejercicio
Ubicar las palabras particulares con las que el síntoma hace contacto con la persona, comprender cómo y dónde se interrelaciona su lenguaje de tendencia extremista con el del síntoma perfeccionista, para que ella lo identifique y las sustituya con afirmaciones de polaridad contraria.

Ejemplo:

> Me juré ya no vomitar jamás y sin embargo lo hice de nuevo. No sé cómo sucedió, parecía ser como que esa vez sí era inofensiva. Pero todas las veces se presenta como lo mismo, y siempre caigo.

Ésta es la frase más usual.

Para empezar, hazle ver que en su postulado iba ya la sentencia de ese resultado. Que se ha armado una ruta de diálogo que lo lleva invariablemente al suceso no deseado.

El clásico "me lo prometí" por lo general es violado. Tiene que ser sustituido por decidí. La palabra, del latín, significa que optó conscientemente por una vía, renunciando voluntariamente a todas las otras, y además, la palabra tiene una resonancia poderosa.

Cuando en el momento de debilidad se decreta con plena convicción "decido no reincidir", no se cae. **Cuando en verdad se decide, no se hace.** En este caso, hazle ver que sólo contempló no hacer lo que dijo ya no querer hacer, mas no lo decidió, porque quería hacer justo lo que hizo en realidad. A la luz del resultado, eso era lo que quería. Caer, ¿para qué?, para volverse a atacar, y en el autoataque, la severa autocrítica –el síntoma principal– se vuelve a instalar y reinstalar.

Hay palabras clave que sirven como comandos. Mantras que bien instalados surten un poder de transformación impresionante. Por ejemplo:

"Me comprometo ahora." "Así lo decido en este momento."

Tiene un poder enorme. Comprometerse, como lo dice la palabra, es un acto en donde la voluntad juega un papel decisivo. Sé que tengo la opción de comprometerme o no, mas decido voluntariamente hacerlo. Tiene una enorme nobleza. Cuando se asume un compromiso consciente y voluntario se sabe en todos niveles que se está optando por el camino del crecimiento, decidiéndose por una vía renunciando a las alternas, y aunque se intuya que tendrá que haber disciplina y tenacidad de por medio, el hacer en cuerpo y alma un compromiso abre la puerta a la perseverancia.

Ejemplos:

No quiero ya comer y vomitar. Merezco una vida digna. Me comprometo ahora a llevarla.

No quiero comerme esta dona, comer azúcares me dispara un atracón. Sé que merezco algo mucho más alentador. No voy a comérmela. "Así lo decido en este momento".

Ábrele los ojos a como literalmente se la arma solita. Esto es una lección de amor, comprensión y tolerancia. Cada síntoma de la enfermedad literalmente se lo escupe a la cara hasta que abra los ojos a cuestionar detrás de su pensamiento y del mundo de la apariencia material.

Ahora veamos el clásico "es que parecía..."

"...Es que yo estaba segura, parecía que no, pero sí termino igual..."

Sí, como siempre, "parecía" ser inofensiva, pero no lo fue. Nunca lo es...

Hazle ver a tu paciente que precisamente por irse detrás de lo que "parecía" se metió en este problema. A que cuestione la apariencia del pensamiento, que busque lo que hay detrás, que salga de su engaño de la superficialidad. A contemplar siempre el otro lado de la dualidad.

Hazle ubicar cómo exactamente ella sola se construye literalmente su trampa verbal.

El "siempre", "nunca", "todo", "nada"

Las personas con desórdenes alimenticios utilizan con frecuencia frases que denotan extremos.

Siempre la riego...

Nunca me recuperaré...

Todo estuvo pésimo...

> Que aprenda que ya sabe que irse a un extremo será su primera reacción, a reconocerlo, pero no tomarlo como la evaluación final del suceso sin antes templar lo drástico de su percepción.

Tonos de gris intermedios no existen. Es el clásico y continuo proceso de raciocinio en dicotomía. Todo o nada. Una falla es un fracaso total. Mientras su diálogo interno no se modifique se seguirá armando su ruta verbal con el resultado que trata de evitar.

Concientízala del poder de sus palabras. Pídele que las amolde. Confróntala para que cuestione su percepción, para que no se case con su opinión.

Es vital hacerle ver lo extremista en la expresión de sus pensamientos hablados e introducirle a una forma templada, ecuánime –equilibrada– de percibir los sucesos. Debe cambiar la resonancia del diálogo que sostiene con ella y los demás. Detenla en cuanto veas que su proceso de raciocinio toma una vertiente extremista. Hazle notar lo vital del "cómo habla con sí mismo", ya que ello determina las vivencias que reproduce en su vida diaria.

Sustitución de secuencias mentales

Antes de salir por un atracón...

Ejercicio de visualización y sustitución de secuencias mentales

Seguramente tu paciente o alumna tiene una hora del día en que se le hace dificilísimo no caer. Quizá sea por la tarde, durante tiempos muertos entre una actividad y otra. Quizá por la noche, cuando se siente sola.

Pide a tu alumno o paciente que escriba una lista de acciones alternativas que se vería haciendo durante ese tiempo. Pregúntale, ¿qué meterías en ese espacio?

Por ejemplo:

- Un paseo por el parque

- Una caminata

- Leer un libro que le inspire

- Llamar o visitar a una amiga

- Escuchar música

Ahora, seguramente también tiene una hora del día en que tiende a estar más estable. Quizá sea en la mañana, al despertar. Bueno. Al despertar, antes de salirse de su cama, dile que se dé estos 5 minutos. Pídele que visualice la hora del día que representa su mayor reto. Es importante que se vea ahí..., saliendo del lugar de donde usualmente incide (después del trabajo, al salir de clases), **y en vez de ir de ahí al súper o a la cafetería o a donde siempre va a surtirse** (es importante que se "vean" los lugares en la mente con toda nitidez), que se **observe a sí misma haciendo algo de la lista de actividades alternativas.**

Pídele que reproduzca el patrón en su mente, con la mayor nitidez y vivacidad posibles (que sienta los colores del lugar, los olores de sus alrededores). Está feliz. Salió de clase, y se dirigió a casa a escuchar música, o se ve contenta cayéndole de sorpresa a alguien en su casa, o se ve haciendo una llamada a la amiga que siempre la pone de buenas. En su mente ya está hecho, ya está sustituido el patrón. En cada inhalación respira tranquilidad, en cada exhalación espira alivio. Mentalmente ahora pídele que se observe continuando su día, ya habiendo librado esa hora difícil en la que incidía.

Pídele que repita esta visualización mental durante su mañana un par de veces. Es vital que al observarse, lo sienta en el cuerpo. Que sienta la alegría que le da ver cómo libra el bache, sin problema alguno. **Es importante que en sus acciones alternativas siempre tenga un plan, el cual sólo dependa de ella.** Si siempre visualiza visitar a una amiga en lugar de atracarse y la amiga no está, se sentirá pésimo, abriendo la puerta al resultado no deseado.

Trazando las rutas mentales de regreso a la salud

La enfermedad traza rutas específicas con las cuales justifica llegar al punto último de su destino: perpetuar su existencia, hasta lograr desenmascarar a los síntomas que la sostienen. El síntoma se instala entablando procesos de raciocinio falsos que se trazan en el inconsciente hasta que van operando en piloto automático.

Aunque finalmente cada persona es seducida por cantaletas individuales de su enfermedad/adicción dirigidas a ella exclusivamente, el proceso de raciocinio anoréxico/bulímico/compulsivo es increíblemente común.

En esta sección trabajaremos con ejercicios básicos de reposición de pensamientos característicos de los desórdenes alimenticios, así como del síntoma común: recaída, requisito de salida que abre la puerta a la enseñanza del virtuosismo de la paciencia.

Anorexia: combatiendo la ruta extremista del perfeccionismo

La anorexia se caracteriza por dos cosas: variaciones en el grado de distorsión de la imagen de uno mismo y el pensamiento clásico de "todo o nada". "Sólo hay un punto negro, no veo la hoja blanca", y la sobre personalización ante los sucesos "...si un poco de mantequilla toca un solo pedazo de mis verduras será motivo para tirarlas todas. Todas están contaminadas. La mantequilla es mala conmigo".[36] Para ayudar a la persona, es vital detenerla cuando ubiques estos clásicos procesos de pensamiento y trates de que ella llegue al razonamiento real.

Tabla de reposición de ejemplos de raciocinios clásicos

Raciocinio anoréxico	Raciocinio sano
Estoy gorda	No, no lo estoy, sólo no estoy en la delgadez irreal a la que pretendo llegar
Soy una tarada	Quizá sólo no soy tan inteligente como pensaba
Me odio a mí misma	No me quiero tanto como me gustaría, pero ahí la llevo
Hay comidas buenas y comidas malas, si toco un centímetro de la comida mala con mis labios quiere decir que soy una mala persona y algo malo, como convertirme en obesa, puede sucederme	No hay comida mala o comida buena. Yo empecé a hacerla de esa manera cuando inventé la lista. Hay sólo alimentos más o menos nutritivos, y tocar o comer un poco de ellos es parte de una dieta sana y balanceada

---

[36] Uno de los alimentos más temidos es precisamente la mantequilla, vista como una plasta que debe ser evitada a toda costa, hasta algo que secretamente no se puede parar de desear. El grado de distorsión y exageración ante este suceso en particular varía, pero en la gran mayoría encontrarás no sólo rechazo, sino hasta fobia ante este alimento clásico de la "lista mala".

Raciocinio anoréxico	Raciocinio sano
No necesito la comida en lo absoluto. No tengo hambre	La comida es esencial para vivir. Comer sanamente me concede ese derecho
Todos son injustos conmigo. Nadie me comprende	Algunas personas tienen dificultad en comprender mi conducta
Si no me puedo sacar un diez perfecto prefiero tirarlo todo por la borda	Buscar mejorarme y hacer el mejor esfuerzo es lo único realista que puedo esperar de mí
La *miss* no me quiere. Todos en mi clase me odian	La *miss* no fue tan amable como yo quería, y una persona no hace que sea toda la clase

Bulimia: aprendiendo la lección equilibrio

Rompiendo la ruta mental de la justificación impulsiva y la distorsión de la medida

La bulimia... su tinte clásico es el grado de distorsión ante medidas y cantidades, movido por el mismo tinte de exageración y sobre personalización de la anoréxica. "Ya me comí una rebanada de pastel, ya igual me lo como todo. Total, siempre puedo deshacerme de él..." Cualquier veterana bulímica te dirá que ese proceso es el que te lleva a convencerte de que comer una rebanada de algo prohibido o comértelo todo es exactamente lo mismo. Ya la regaste... Ya para qué...

Por ello esta enfermedad es tan crónica y tan intensa..., puedes llegar al punto de sólo comer para vomitar. La bulimia, como he mencionado anteriormente, tiene una alta connotación sexual, y en los casos de temprana bulimia se desata en respuesta directa a la llegada del ciclo menstrual. El síntoma se toma como una manera de escape a la naturaleza sensual condenada por el sistema tradicional, como una alternativa a una sexualidad reprimida, volviéndose una catarsis requerida. Es un síntoma que se apodera como manera de adaptación a los cambios del entorno.

Los extremos y la mala concepción ante qué y cuánto es bueno y suficiente son el tono clásico de esta vertiente de los desórdenes alimenticios. Reflejo directo del consumismo desenfrenado de la época; un momento coyuntural, en donde esta enfermedad en particular nos dice que el ser humano está viviendo la etapa más intensa de su polaridad.

La bulimia es una lección de equilibrio...

Nos enseña lo atador de la mentira, vomita al ego perfeccionista de su engaño de que "está bien". Hazle ver a tu paciente que ésta es una dura lección de equilibrio, balance y honestidad.

Trabajemos con unos ejemplos clásicos

Raciocinio bulímico	Raciocinio sano
Lo voy a comer, total, lo puedo vomitar	No, sé que el azúcar o los condimentos pesados siempre me disparan. No tengo hambre, tengo necesidad de llenar un hueco que ni toda la comida del mundo podría tapar. Me rehusó a seguir huyendo de la verdad Tengo que enfrentar mi realidad y genuinamente desear dejar de vomitar

Raciocinio bulímico	Raciocinio sano
Comerme una rebanada de pastel a comérmelo entero es igual	No, definitivamente no lo es. Una rebanada pequeña no es lo mismo a un pastel entero, ésa sólo es mi excusa para volver a vomitar. Rehuso la degradación como mi forma de estabilidad
Ésta es la última vez que vomito	La última vez dije exactamente lo mismo. Mis "últimos" y mis "siempres" me llevan por la misma avenida sin salida
Sólo una mordida de dona y ya	Sé que no me detengo después de una, mejor ninguna. Reconozco la diferencia entre hambre fisiológica y hambre emocional. Sé perfectamente que ésta es la clásica del hueco que nunca se llena. Hay otras maneras de ser dulce conmigo, empezando por no destruirme con un engaño. Por más dulce que aparente ser

Comedora compulsiva: destruyendo la avenida del pavor al abandono

El síndrome del comedor compulsivo se caracteriza por querer sobre agradar a los demás en compensación por no considerarse lo "bonito" de la sociedad. Endulzan a los demás para generar el rechazo que les garantiza el motivo para comer aún más.

En un círculo vicioso sin parar.

A fin de cuentas deciden que sentarse a comer y a soñar es mejor que ser una don nadie real y con esta dulce fantasía se sientan las horas sin parar. El "qué flojera" es una frase muy usual. La vida literalmente le pesa. Hasta que la fantasía satisfecha en el atracón sea su única fuente de gratificación.

Reaccionarán con una dulce cara ante la externa interrupción de su tiempo con su amigo secreto, el atracón, pero por dentro lo están odiando calladamente por interrumpir lo único en la vida que les da satisfacción

Así vive su vida la comedora compulsiva... brincando a su dulce fantasía pero rebotando en la cruel realidad que la lleva de regreso al atracón.

Sienten no miedo, pavor, a expresar sus sentimientos reales por el pánico al abandono. Aguantarán lo que sea con tal de que la soledad no sea su único trono.

Por ello es vital ubicar a la persona en el momento presente, concientizándola de que ella atrae en su vida a personas que le hacen sentir mal consigo misma. Que ella abre la puerta a que los demás abusen de ella, y como está dispuesta a tolerar y tolerar con tal de no enfrentar su soledad, se causan dolorosas heridas sin parar.

Dado que asumen una actitud frente a la vida de resignación, se conforman en un momento dado con que su único amigo sea el atracón. Como se sienten culpables por ello, atraen a su vida a personas que satisfagan su necesidad de castigo y dolor, que las llevan derechito al siguiente atracón.

No dejes que sus argumentos tomen vertientes de lástima por ella misma, de víctima, de "a mí todos me hacen..."

Trabajemos con algunos de los clásicos

Raciocinio compulsivo	Raciocinio sano
Tengo hambre. Necesito comer más de lo normal porque yo soy así, llenita.	No, no la tengo. Como para anestesiarme del mundo de allá afuera que me ve con rechazo. Eso no soluciona nada y lo sé. Con eso justifico hacer más de lo que ya no quiero hacer. Me estoy poniendo una trampa yo sola.
Aguanto cualquier trato porque en el fondo doy las gracias de que alguien esté conmigo.	Yo falsamente me creí que soy menos que los demás, no tengo que agradecer que le gente esté conmigo, tengo valores en mí que ofrecer. Valgo por ser.
Comer viendo la tele y soñar con ser alguien ficticio es mejor que ser una don nadie real. Me da flojera cambiar.	Pero eso me lleva a la angustia que me hacer querer comer sin parar. No necesito nada que calmar, porque no tengo nada de que protegerme. Poner kilos de sobrepeso entre yo y mi realidad no suaviza el trancazo del rechazo social. Me estoy creando la avenida para el siguiente trancazo. Prefiero descubrir mi yo real a vivir en la ilusión de mi yo fantasioso.
Sólo un sándwich entre comidas para no sentirme débil después.	Con frecuencia me digo que sólo un poquito de esto entre que medio hago aquello. Pero la verdad es que justifico la flojera con comida creándome la avenida del callejón sin salida. Sé que tengo un horario de comida, el cual me concede la fuerza de voluntad para seguir.
Sólo media hora de descanso y ya. Una botana y luego me pongo a trabajar.	Tengo suficiente energía y lo sé. Me como la botana para mejor seguirme después y no hacer los cambios que por mi bien debo hacer. Me concedo diligencia para lograr lo que sé que puedo lograr.

Ante recaída

Es vital poner atención al hecho de que la recaída es parte de la recuperación.

A diferencia del alcohólico, que deja de golpe y cuenta los días que sabe que dejó de tomar; en los trastornos alimenticios la adicción se erradica de manera gradual conforme se hacen las paces con la fuente de la adicción principal. A diferencia del alcohol o de cualquier otra sustancia adictiva, la comida es parte de la vida siempre. No se puede cortar con ella de tajo como se hace en el tratamiento de otras adicciones. Por ello catalogo a los desórdenes alimenticios como un punto focal de adicción, ya que está en el punto cero, el punto primario de subsistencia de la persona.

La recaída... la lección última de paciencia...
Como he mencionado anteriormente, dado que los desórdenes alimenticios son el producto de nuestra época, en la que todo lo queremos, rápido y perfecto, el síntoma "recaída como requisito para salir", es en sí la enseñanza medular de la enfermedad.

Es vital que en ese punto le asegures a tu paciente o alumna que va por buen camino y que suelte la tortuosa cantaleta perfeccionista del "debo". *No debí hacerlo así..., lo sabía..., qué estaba pensando..., soy una...*

No permitas que la persona se asiente en la cantaleta de todo lo que no hizo bien y la llevó a reincidir. Pon un alto donde la aceptación del hecho termina y donde la justificación para seguirlo haciendo comienza. Hazle volver al momento presente, el único lugar desde donde se puede efectuar algún cambio.

No lo hizo. Punto. La laceración autoinfligida únicamente la lleva a la pérdida de su frágil autoestima, a torturarse por la imperfección cometida, lo que abre la puerta para que su perfeccionismo se reinstale. *Sácala de la esquina del ring donde se está dando golpe tras golpe de crítica y sabotaje cuanto antes.*

Hazle ver que la enfermedad en sí es una lección para confrontarla con su impaciencia. La enfermedad confronta, una y otra vez, que se tiene que tener paciencia, contra el ego que todo lo quiere bien, rápido y perfecto..., hazle notar que a fin de cuentas la enfermedad le está tratando de enseñar: la paciencia es una virtud que sólo con paciencia se construye.

Anorexia

Ante recientes cambios al entorno, una disputa familiar, una meta alta frustrada, o cualquier otro incidente dentro de la lista de sucesos "gravísimos", la anoréxica podrá reincidir en ayunos, y en el eventual ciclo atracón/purga en el caso de tener bulimia como síntoma de apoyo. Si se trata de una mujer de anorexia adulta, peleas con la pareja la regresan de inmediato a pensar que eso sucede en su matrimonio porque está gorda, o porque no es lo suficientemente guapa.

En el fondo la anoréxica busca cubrir con hábitos neuróticos y afirmaciones distorsionadas de la realidad su verdadero temor a la intimidad. Como he mencionado anteriormente, la persona afligida de anorexia puede tener relaciones sexuales, pero en más de 70% de los casos las pacientes no hablan de llegar a la intimidad. Para ellas el sexo es una tarea que deben soportar, su cuerpo literalmente no está fisiológicamente abierto a la sexualidad.

Eso es el sustento de la enfermedad, la fantasía histérica de regresar a un estado de infancia, entre muchas otras, precisamente para evitar el sexo.

El problema del ayuno aquí es claro indicador de querer aniquilar a su ser físico, sea por razones de pureza o creencia religiosa dogmática o por haber sido expuesta a algún tipo de abuso sexual en su infancia. Ese motivo que la lleva a reincidir en el ayuno es la clave. Cuánto ayune es irrelevante. Sabemos que podría hacerlo durante años.

La templanza
Hazle ver que sí, que como los hechos comprueban, tiende a ir a un extremo en su apreciación, pero antes de llegar a una evaluación tomará en consideración la necesidad de templar su percepción. Como ya comprendió que es extremista por naturaleza, su libertad es buscar su balance por medio de la templanza.

Hazle ver la rigidez de su disciplina.

Una disciplina rígida quiebra. No hay quien la aguante. Ni ella. Se es más fuerte cuando se es flexible. Esto es algo vital que tiene que comprender.

La dualidad de sus pensamientos la llevan a avenidas sin salida como: Nunca me voy a recuperar... Siempre me caigo...

Hazle ver que reincidir —requisito para salir— es parte del proceso. Sácala de sus "nunca", "siempre", "pésimo", "todo".

Raciocinio anoréxico	Raciocinio sano
Ya había logrado progreso, ahora que volví a caer sé que nunca me recuperaré.	La recaída es parte de mi proceso de recuperación, es sólo cuestión de paciencia.
Siempre me caigo.	Haberme saltado dos comidas seguidas no es lo mismo que pensar que no comer es la dieta permanente de ahora en adelante.
No me estoy recuperando, sólo me estoy poniendo gorda. Quiero regresar a mi ayuno.	Estoy haciendo progresos, y los kilos que subí me hacen sana. No hay necesidad de castigarme con un severo ayuno por ellos.
Regresar al ayuno es señal de disciplina.	No, no lo es. Tras la careta de disciplina justifico la presencia de hábitos de los cuales me agarro para justificar no comer.

Bulimia

Tienes que hacerle comprender a tu alumna o paciente que la seducción del síntoma atracón/purga es muy sigiloso... siempre querrá gobernar, dará la razón perfecta, convenciéndola de que esta vez sí es inofensiva, que la pasada fue la peligrosa, y que la que viene no existe, porque ésta sí es la última. Créemelo... Seduce y convence... La pregunta es, ¿cómo lo hace el síntoma personalmente con ella? ¿Qué le dice? ¿Cómo logra meterse de nuevo, pese a todas la promesas que se había hecho?

Confróntala con esto. Hazle ver que haber recaído es su síntoma impaciencia brincando de nuevo, metiéndole el pie y confrontándola: *¿A ver..., en serio sí...? ¿Dices que ya afrontaste tu honestidad y perfeccionismo? De verdad ahora sí, ya, en serio eres tolerante y paciente contigo? Pues, ¡ahí te va este tropezón!*

Reconocer la gran diferencia entre haberse caído y estar de nuevo en la enfermedad es vital.

Permitir que el ego perfeccionista se siente a diseccionar la propia psique con una tortuosa cantaleta de lo que "se debió haber hecho" para evitarlo sólo garantizará que la recaída se vuelva de nuevo enfermedad. El ego perfeccionista debe perdonar de inmediato, de lo contrario se reinstalará. ¿Ves clarito cómo el síntoma es un maestro mental poderoso? Cuando se habla y se conecta de forma honesta y valerosa con los síntomas, la recuperación se convierte en un iluminador ajedrez mental y se constata que en efecto, sin lugar a dudas, la enfermedad sí tiene una valiosa lección hacia el despertar. Ejemplo:

Raciocinio bulímico	Raciocinio sano
Volví a vomitar, soy un asco, este problema nunca me dejará en paz, ya mejor seguirme..., para qué volver a intentar...	No, me caí, sé que la eventual recaída es normal y parte natural de mi recuperación, hasta que logre erradicar el ciclo completamente de mi vida. Vomitar una vez no es lo mismo que hacerlo dos o tres, sé que esto es lo que hace que el ciclo comience otra vez. Me tropecé. No es el fin del mundo. Ya sé que soy capaz de contenerme.

La atención debe enfocarse concienzudamente en los sucesos que se gestaron y que la llevaron a la reincidencia:

- **¿Fue un examen?** Esto es muy común. Las bulímicas bajo presión sienten que tienen que comer y vomitar por lo menos tres veces antes de poderse sentar a estudiar, "ya más tranquilas".

- **¿Fue el rechazo o plantón de un galán?** Ésta también es una clásica. Dado que la bulímica tiene gran miedo a ser rechazada por el sexo opuesto, cualquier movimiento en su vida sentimental es un alto desestabilizador.

- **¿Fue una pelea familiar en casa?** La bulímica en muchas ocasiones reenciende ante crisis familiares. Se recurre a ella como escape ante una situación desestabilizante.

- **¿Una recaída en el alcoholismo de alguno de sus padres?** Dado que el índice de adolescentes bulímicas con padres con adicciones propias es común, en muchas ocasiones la estabilidad de las incidencias va de la mano con la sobriedad de los progenitores.

Comedora compulsiva

Sabemos que el meollo de la comedora compulsiva es su pavor al abandono. Cuando ella suelte su necesidad de sobre-agradar a los demás, literalmente los dejará de empalagar. Generará un ritmo de armonía entre dar y pedir y saber esperar. La compulsiva es "acaparadora"..., "el dame", "debo tener" es su lema callado. Es una necesidad afectiva ambulante. Literalmente ves cómo se sobre llena de esa dulzura que nadie le proporciona. El entorno ya le dijo "no vales, pareces ballena", eso es lo triste, pero ella se lo creyó, eso es lo dramático del problema.

Cuando la comedora firma el acuerdo de que su amigo secreto "el atracón" es su única solución, se distancia de su entorno, y cae cada vez más fuerte en su depresión.

Hazle ver a la compulsiva que tiene que aprender a ser diligente.

La pereza buscará reinstalarse en todo momento, no quiere quedarse sola. Así convence, el se "leal" conmigo, "no me dejes", "no me abandones", dándole a la compulsiva en el mero talón de Aquiles. Cuando se atraque y falle, el juez tirano de sus instintos reprimidos taladrará la autoestima restante.

Raciocinio compulsivo	Raciocinio sano
Ya iba a buen paso pero me dejaron plantada y mejor me fui a comer.	Sé que busco gente que me plante para luego yo poder acabar comiendo.
El sólo un poquito más invariablemente me mete en apuros.	Ese poquito más es la manera en que mi pereza busca de nuevo mi compañía. Estar conmigo está bien. Ya no la necesito.

Las preguntas medulares:

¿Qué tiene de malo estar sola?

¿No disfruto mi propia compañía?

Es vital que le ayudes a descubrir algo, un pasatiempo, algo que la llene, que no sea comida.

Derribando la puerta mágica detrás de la adicción

La entrada a una adicción, la que sea, siempre engaña y seduce a su víctima con una puerta mágica detrás de la cual encontrará esa "tapa", ese "curita emocional mágico", la solución a todos los sentimientos de vacío, caos y falta de sentido, pero es la trampa perfecta ya que detrás sólo hay un vacío todavía mayor, la realización de que se ha caído en el agujero de la fantasía perpetuamente insatisfecha, el abismo del que huyes, pero al que siempre regresas.

Detrás del letrero en la puerta mágica de la anoréxica está la fantasía:
Mientras controle lo que coma, no tendré que salir de la etapa "la niña buena"... podré quedarme en un estado eterno de infancia en donde yo no tengo que responsabilizarme por nada...

En la bulimia:
Puedo comer lo que quiera y no subir un gramo, a la vez que anestesiarme de todo aquello que me duele.

En la comedora compulsiva:
Si logro anestesiarme lo suficiente con comida, no tendré que sentir el dolor del rechazo social.

Así, cada adicción tiene su particular letrero que nos hace cruzar la barrera del temor inicial. Detrás de esa puerta mágica se va buscando siempre una anestesia, pero como la adicción demuestra, siempre necesitarás más para calmar menos.

Lleva a tu paciente o alumno a una reflexión mediante las siguientes preguntas:

• ¿Qué creías que encontrarías detrás de esa puerta?

• ¿Por qué entraste en ella?

- ¿Qué te ofrecía?

- ¿Cómo te sedujo?

- ¿Qué te dijo para librarte del miedo de cruzar esa puerta?

- ¿Qué te prometió que encontrarías?

- ¿Además de la desilusión de saber que lo que buscabas no estaba ahí, que más encontraste?

- ¿Tienes la fantasía histérica de saber permanecer en un estado de infancia en donde todo será seguro sin que tú tengas que hacer nada?

- ¿De qué vas huyendo?

- ¿Qué responsabilidad te rehusas a asumir?

- ¿Qué es lo que estás evitando hacer?

- ¿Prefieres despertar o dejar que la enfermedad te azote más hasta que veas aquello que te rehusas a enfrentar?

Acabando con la ruta atracón/purga

Hay palabras que "abren" el poder hacia el inconsciente. Son "comandos".

Los grandes entrenadores de los más altos atletas utilizan el poder de los comandos inconscientes, la palabra, que es en sí la esencia de la programación lingüística, para trazar eficaz y poderosamente la ruta hacia el éxito por medio del lenguaje.

Cada persona adopta una forma de comunicarse consigo misma totalmente única; sin embargo, los raciocinios bulímico/anoréxico/compulsivos son notablemente comunes. Hay frases clásicas con las que la enfermedad va trazando su ruta. El siguiente ejercicio está diseñado para ubicar las frases y romper su ruta de operación.

Estos ejercicios requieren reflexión. No debe haber una meta de tiempo para completarlos. Las respuestas que poco a poco vayan cayendo armarán la ruta de salida. Lo maravilloso es que esta técnica puede ser aplicada a cualquier área de la vida.

El primer paso es hacer al alumno comprender lo vital de "escuchar" cómo habla consigo mismo durante la incidencia en la experiencia adictiva. Con qué tipo de palabras se comunica consigo mismo, con qué recuerdos las asocia.

Ejercicio: ¿Cómo hablo conmigo?

Antes de... que decidiera salir por "un bocadillo", algo pasó en su mente..., algo escuchó, y luego algo se dijo que le hizo sentir que tenía que salir a comer algo –¡ya, de inmediato!

La reflexión lleva a la reposición del pensamiento. La reposición del pensamiento da ese tiempo, ese intervalo, ese espacio, *crucial*, que hace la diferencia entre que la persona salga disparada al siguiente episodio bulímico o no.

¿A quién vio...? ¿De qué se acordó...? ¿Qué recuerdo reestimuló? ¿Alguna palabra clave fue detonadora?

Reposición de pensamientos anoréxico/bulímico/compulsivos

Tu alumno tiene una serie de "frases", comandos, formas de convencerse de que esta vez sí debe darse la oportunidad de atracarse una vez más. Pese a todas las otras promesas que ya se había hecho.

Esa frase va hilada a un comando inconsciente que permite seguir teniendo el pensamiento inicial. El beneficio oculto es la justificación con la cual el comando inconsciente se sostiene. Cuando se ubica el beneficio, se ve lo que realmente hay detrás, y el patrón se detiene por medio de la reflexión.

Al principio requiere práctica y fuerza de voluntad. La paciencia es fundamental. Así como se trazó la ruta de la adicción y los síntomas empezaron a operar en control automático, de igual forma, se trazará el camino de recuperación, hasta que éste vaya también en piloto automático.

Los siguientes pensamientos son conocidos entre todos los que padecen un desorden alimenticio. Trabajemos con este ejemplo.

Comunicación consciente para justificar la acción: *Me lo voy a comer, total, siempre puedo vomitarlo.*

El comando inconsciente es: *Sé que vomitar es degradante, pero también sé que eso es lo que merezco. Me siento mal y me quiero sentir en realidad aún peor, porque efectivamente, no valgo.*

El beneficio oculto es lo que sostiene la adicción, ejemplos:
* *Si estoy comiendo o vomitando, no tengo que estudiar, me saboteo la escuela y justifico poder seguir alimentando mi adicción... siempre tengo quién me la haga para yo justificar seguir haciéndomela, dándome mi dosis tan querida dulce-amarga de autocastigo.*

* *Si estoy vomitando y por eso trueno el examen, no tengo que enfrentar que soy tonta, o quizá sólo no tan inte-*

ligente como pensaba... si estoy enferma, nadie, ni yo misma, puede esperar nada realmente de mí, y yo puedo seguir haciendo justo lo que estoy haciendo. Qué flojera cambiar.

- *Crea un patrón predecible, dando una sensación de falsa seguridad. La persona ya sabe qué esperar. Todos lo podrán defraudar y decepcionar, pero su desorden alimenticio no le fallará.*

Una vez identificado el beneficio oculto (la ganancia inconsciente propulsora del ciclo), la persona podrá frenarse para meter el proceso reflexivo que abre a la reposición del pensamiento errado.

Reflexión: *Sé que la historia termina conmigo sintiéndome peor y tirando otras áreas de mi vida también. Sé que la satisfacción del atracón no dura nada, me puedo gastar todo mi dinero, y no sentirme mejor. Me siento mal, pero definitivamente no quiero sentirme peor.*

Reposición de pensamiento: *Como no quiero vomitar, seguramente no debo comerme esto; la autodegradación disfrazada de caramelo es una falsa salida. Necesito ver... ¿Qué es lo que falta en mi vida?*

Ahora pon a tu alumno a practicar con los siguientes ejemplos...

Necesito atracarme para deshacerme de este sentimiento de ansiedad.

Comando inconsciente: *La comida sirve como mi aspirina, mi cobija emocional, con la que trato de llenar mis sentimientos de vacío y con la cual me cubro de los demás.*

¿Qué otro comando inconsciente ubica?

Beneficio oculto: *Quiero salir huyendo de mis problemas y justificar mi falta de disciplina tras el eterno "calmar mis nervios y ansiedad". Siempre encontraré la manera de crear una situación que me produzca ansiedad, para yo saber que podré seguir comiendo. Por lo menos ya sé cómo acaba la historia...*

¿Qué otros beneficios ocultos se le ocurren?

Reflexión: *Sé que los vacíos no se llenan y los huecos no se tapan. No importa cuánto coma, un rato después de comer me volveré a sentir ansiosa y vacía.*

¿Qué otra reflexión hay?

Reposición de pensamiento: *Me siento enojada y vacía, debo enfrentar estos sentimientos directamente. ¿Qué necesito, qué me estoy pidiendo a gritos?*
Atracarme no soluciona absolutamente nada. Mi verdadera necesidad es afectiva. No importa cuánto la cubra con comida, no se tapará. Tengo que enfrentar todos "esos vacíos" de los que tanto he venido huyendo.

Ahora continúen con estos ejercicios...

1. *Sé que seré feliz si sólo pierdo x kilos más.*

Comando inconsciente: *La felicidad es una cuestión de peso. Mientras menos pese, mejor será mi vida.*

Beneficio oculto: *A menor peso, mayor felicidad, y más me convierto en el centro de atracción, sí, aunque sea por ser la enfermita del salón.*

¿Qué otros beneficios ocultos hay?

Reflexión: *Pero eso me dije la vez pasada. La cancioncita de "sólo un kilito menos" la he escuchado varias veces, y no me lleva al final que quiero... ¿por qué sigo buscando algo inalcanzable?*

Reposición de pensamiento: *Los últimos tres kilos que perdí no me hicieron feliz... La felicidad no puede ser una cuestión de peso, o literalmente me voy a matar por conseguirlo.*

2. *Si no como nada, no me preocupo por vomitar.*

Comando inconsciente: *No comer es la manera de mantener el control. Evita la toma de la decisión.*

Beneficio oculto: *No comer me hace sentir "elevada", que "sí tengo disciplina", que sí soy mejor que los demás, que yo sí quiero mi sueño lo suficiente, que no soy del montón...*

¿Qué beneficios ocultos se te ocurren a ti?

Reflexión: *Llego a desear mi sueño tanto, que acabo atascándome por conseguirlo. ¿A quién estoy engañando? Mis* *expectativas no son reales. El perfeccionismo es una forma de sabotaje.*

Reposición de pensamiento: *Pero ayunar por lo general me lleva a otro atracón. ¡Me estoy metiendo el pie yo misma! El ayuno es la avenida para caer eventualmente en un atracón.*

3. *Este desorden alimenticio no es real. Puedo hacer lo que me dé la gana.*

Comando inconsciente: *No pasa nada. Todo lo que dicen que puede suceder, no me sucederá a mí.*

Beneficio oculto: *Cada vez que "me salgo con la mía" re-estimulo mi necesidad de comprobarme que sí soy especial, que soy de las que "se puede salir con la suya..."*

¿Qué beneficios ocultos hay?

Reflexión: *Pero últimamente las noticias han estado llenas de chavas que parecían "estar saliéndose" con la suya... esto es un problema. No importa cuánto huya, es una carrera perdida, me alcanzará. Más vale enfrentarlo ahora.*

Reposición de pensamiento: *No, no puedo. Necesito aceptar que tengo un desorden alimenticio. La aceptación es paso importante de mi recuperación.*

4. *Sé que fumo para dejar de comer, sé que hace daño, pero como ese daño no se ve, no me importa. Yo sólo quiero ser bonita.*

Comando inconsciente: *Estoy dispuesta a cualquier cosa. Yo sí tengo agallas.*

Beneficio oculto: *Si me muero, por lo menos ya no tendré que hacer más preguntas, y moriré siendo lo que todos dicen que es éxito. Morir por algo que uno quiere es mejor que morir sin creer en nada...*

¿Qué beneficios ocultos se te ocurren a ti?

Reflexión: *La vida tiene que ser más allá de cómo me veo, si no, ¿qué sentido tendría? Me estoy matando por ser delgada, literalmente me lo estoy haciendo. Lo que hago no tiene sentido.*

Reposición de pensamiento: *Voy a mandar a todos esos mensajes de afuera a la goma. Me niego a escuchar una voz que no sea la que desea para mí el bien y la felicidad.*

Comunicación
con los síntomas

Como he mencionado en la primera parte, la enfermedad es conocida como un camino que tiene el potencial de llevarte de nuevo a la honestidad, ya que sus síntomas nos obligan a hacer una pausa en el camino, a dejar de engañarnos desde nuestro Yo consciente y funcional con que "estamos bien"; esto abre la posibilidad de escuchar el mensaje particular de cada síntoma.

Toda enfermedad habla un lenguaje determinado con el cual sus síntomas tratan de comunicar su mensaje, por ello reanudar el diálogo con ese aspecto de nosotros mismos, manifestado a manera de síntoma, es vital para lograr en verdad superar la enfermedad en vez de mutarla.

Cuando se rompe el orden en el nivel "conciencia", comenzamos a manifestar una vida desequilibrada; cuando esta manifestación no nos basta, esta desarmonía, este caos, toman al cuerpo como vehículo de expresión y se manifiestan por medio del síntoma, el cual llamará la atención hasta que logre que hagamos una pausa reflexiva en el camino.

El presente ejercicio tiene la finalidad de entablar comunicación mental con el síntoma, la cual permita construir una nueva ruta de comunicación de regreso a la frecuencia mental "salud".

Tomemos el primer síntoma de la anorexia: el ayuno.

La comida, el acto de nutrirse, es en sí mismo una de las expresiones de amor básicas y primarias que experimentamos al llegar al mundo. La negación de ella significa literalmente: no merezco la vida, no merezco ese amor, esa nutrición, no merezco vivir, punto. Ahora, el cuestionamiento esencial es: ¿por qué hablo ese lenguaje con mi cuerpo? Porque se ha estado en un contexto donde la apariencia lo es todo, donde el lenguaje común que flota en el inconsciente colectivo es: *"ser delgada y bonita lo es todo"*, y si no puedo ser eso, no quiero ser nada. El pensamiento clásico, típico de "todo o nada", la ausencia de cualquier punto gris intermedio de la anoréxica. La nueva afirmación va dirigida a cambiar el lenguaje del síntoma con una afirmación de la frecuencia *vida*.

Ahora veamos el tema de los dientes. Una mala dentadura es indicio de que la persona tiene dificultad para manifestar su agresividad. Los dientes simbolizan la garra, el valor con que se "mastica" la vida, los retos, las adversidades. Personas con su agresividad reprimida aprietan la mandíbula, se roen los dientes, se tragan su ansiedad y acidifican su saliva, la cual les causa caries. El cuestionamiento fundamental en este punto es: *¿Hay en mí una añoranza reprimida de un paraíso infantil sin conflictos en el que se me quería y mimaba sin que yo tuviera que abrirme paso a mordiscos?*

Analicemos ahora las anormalidades en el hígado. Los trastornos y afecciones del hígado denotan problemas de valoración, señalan una clasificación errónea de lo que es beneficioso y lo que es perjudicial. Cuando la evaluación de lo que es tolerable, y cuánto se puede procesar y digerir se efectúa correctamente, no se producen excesos. Y son los excesos los que hacen enfermar al hígado: exceso de grasas, de comida, de alcohol, de drogas, y en el caso particular de la anorexia, el exceso de ejercicio y ayuno desmedido llevan al hígado a empezar a desprender tejidos al torrente sanguíneo para transformarlos en energía. Un hígado enfermo denota inmoderación, exageradas ansias de expansión e ideales demasiado ambiciosos. El hígado es el proveedor de energía. El enfermo del hígado pierde esta energía y vitalidad: pierde su potencia. Pierde el ánimo para todo aquello que tenga que ver con las manifestaciones vitales.

Todos los síntomas de cualquier enfermedad no son más que una pérdida del equilibrio de la conciencia. En el momento que el mensaje es afrontado, el síntoma se trasmuta, se trasciende, y el cuerpo regresa a la frecuencia *salud*.

Creando la experiencia *salud*

Lo importante de estos ejercicios es la profundidad y el nivel de entrega al momento de la afirmación; el convencimiento de la verdad. **Creencia precede experiencia.** No olvidemos que las células vibran y responden en principio de correspondencia de acuerdo con cada palabra que emitimos (tanto interna como externamente). **Para crear la experiencia salud es requisito vibrar en esa resonancia dentro de la conciencia; no olvidemos que el cuerpo es el vehículo por el cual los diferentes movimientos en nuestra conciencia se manifiestan.**

Una vez que la conciencia absorbe esta información, es retenida en el inconsciente, quien imprime un mapa para que estas nuevas rutas lleguen a operar en piloto automático. Pero repito, para poder hacerlo, la fe y la creencia con que se afirmen estos nuevos decretos serán totalmente proporcionales a la vibración producida a nivel molecular. Una vez que se vibra en la frecuencia "armonía", el cuerpo queda libre del síntoma y el ser regresa a la salud.

En la anorexia

Síntoma	Mensaje	Cuestionamiento	Nueva afirmación
Ayuno	No merezco la vida.	¿Por qué baso el valor de alguien en su apariencia?	La comida no es mala, es fuente de vida. Me concedo el derecho de una vida plena. Valgo por ser y tengo derecho a ser.
	Me castigo cruelmente porque no me quiero.	¿Por qué me juzgo a mí y a los demás tan severamente?	
		¿Quién me dijo que no valía lo suficiente para vivir?	

Síntoma	Mensaje	Cuestionamiento	Nueva afirmación
Amenorrea	Ser mujer es malo.	¿A qué falso sentimiento de seguridad te estás afianzando?	Me merezco ser. La mujer es buena. No tengo nada que temer.
	Siento que algo negativo me pasará si llego a convertirme en mujer.	¿Crees que realmente quedarte como una niña te mantendrá a salvo? ¿A salvo de qué?	Soy una persona plena.
Automutilación	Quiero saber que aún soy capaz de sentir algo, aunque sea dolor.	¿De dónde asocio el amor con el dolor? ¿Quién me dijo que vivir es sufrir?	Vivir sin dolor es mi derecho. Me concedo el derecho a sentir de otra manera. Me doy permiso de abrir mis sentimientos reales.
	Si aprendo a manejar el dolor, tendré el control de mi vida otra vez.	¿De qué busco tener el control? ¿Qué beneficio tendré al obtenerlo?	Me rehúso a desear el dolor como una forma de placer y liberación. El amor no tiene que doler. Tengo derecho a vivir la vida, no la obligación de sufrirla.
	El dolor es mi escape a mi sentimiento de enojo.	¿Quién me enseñó a clavarme mi enojo?	Me entrego a los ojos de un poder superior. Esos ojos me ven desde la luz, porque son la luz que brilla en mí.
Bradicardia (pulso cardíaco lento)	No tengo derecho a vivir como los demás.	¿De dónde viene mi desconexión con los demás? ¿Por qué busco el aislamiento?	Sentirme bien y vibrante es mi derecho. Soy una expresión individual del Todo común a todos. No tengo por que sentirme aislada.
	Quiero dejar de latir, dejar de sentir.	¿Por qué quiero ser invisible? ¿Por qué no me gusta ser vista? ¿Qué vivencia me llevó a sentir vergüenza de mis sensaciones?	
	Sentir es malo.		

Síntoma	Mensaje	Cuestionamiento	Nueva afirmación
Dental	Tengo miedo a manifestar mi agresividad.	¿Qué es lo que no puedo o no quiero tragar? ¿De dónde saco que tragarme mi enojo es bueno?	No hay impulsos buenos a malos, sólo depende de lo que hago yo con ellos.
	No tengo "garra" para afrontar la vida.	¿Quién me dijo que la agresividad no tiene una forma sana de salida?	Merezco manifestar mi fortaleza. Soy digno para enfrentar los retos de la vida.
	No valgo suficiente como para defenderme.	¿Por qué me siento desprotegido? ¿Por quién o qué me siento amenazado?	
Descalcifi-cación	No tengo la fuerza para pararme por mí misma.	¿Qué me hace sentir miedo de estar aquí?	Merezco ser. Merezco manifestar-me físicamente. Merezco pararme firme ante la vida. Soy parte integral del planeta, soy una con el Todo. Tengo el derecho a mantenerme en pie.
	Quiero desintegrarme.	¿Quién amenazó mi integridad física de niña? ¿Fue otra enfermedad?	
	No tengo conexión con la Tierra.	¿En que son similares los mensajes de ese síntoma y éste?	
	Siento que la vida no vale nada.		
Constipa-ción y molestias abdomi-nales frecuentes	Me niego a soltarme.	¿Qué sentimiento de seguridad me da aferrarme a mis ideas? ¿Quién o qué me dijo que el cambio es malo?	Aferrarme a mis ideas es una enfermedad de mi ego, mi Ser es mucho más que eso, me doy la libertad para fluir y dejar que mi cuerpo sea una extensión del orden de la Vida. La vida es un eterno proceso de cambio; me doy permiso de fluir con el orden natural de ella.
	Soy controladora.	¿Quién en mi familia es rígido en su apreciación de mí y los demás?	
		¿Qué control tiene esa persona sobre mí?	

Síntoma	Mensaje	Cuestionamiento	Nueva afirmación
Anormalidades dermatológicas	Quiero mostrarme a mí y a los demás que algo está mal. Me quiero encubrir de los demás.	¿Por qué insisto en castigarme? ¿Qué hay en mí que tanto rechazo?	Acepto que vivo en el mundo de la dicotomía, oscilando entre el extremo de la culpa y el narcisismo. Me abro a ver los daños que me he causado. Perdono a todo aquel que no haya perdonado, a mi inhabilidad de perdonarme a mi misma, perdono todo. Me libero del juicio.
Hipotensión (baja presión sanguínea)	Me quiero quedar en la profundidad de mi mar tranquilo.	¿Qué es lo que no quiero enfrentar?	No tengo nada de que rehuir, estoy bien. El mundo es un lugar seguro.
Problemas en el hígado	No merezco la vida. No tengo medida del equilibrio.	¿Por qué me niego a controlar mis excesos? ¿Quién me confundió en su enseñanza de qué y cuánto es bueno? ¿Por qué caigo en situaciones extremistas?	Me concedo el derecho a ser un ser vibrante de energía. La ecuanimidad es mi derecho. Permito que el ritmo de la vida me indique el camino natural.
Pérdida del pelo	Me castigo por lo duro de mis juicios.	¿Con quién tengo asuntos pendientes?	Me permito que vuelva a nacer en mí la raíz de la vida.

¿De dónde vienen los mensajes?

El propósito es ayudar a la persona a ubicar de dónde ha sacado las conjeturas que ha hecho, y a ti, ayudarle a reposicionar su sistema de creencias. Estas preguntas van dirigidas para que ubiques de dónde viene el daño, por dónde está siendo influida y a qué estímulos está respondiendo. ¿La presión está siendo ejercida por los

mismos miembros familiares? ¿Es mamá la que calladamente le dice que es mucho mejor ser flaca que ser gorda?
¿Es lo que ella ve en el televisor? ¿Alguien en su casa la
molesta?

La anorexia infantil es, en un alto porcentaje, el reflejo
directo de los estándares rígidos y elevados de perfección
aprendidos en casa. Los niños sienten una presión constante por ser los hijos "modelo" con tal de no perder la
aprobación de los seres más importantes en su vida. Es
precisamente con esta fantasía de agradar y seguir siendo
la niña perfecta que su entorno le dicta, que se cree que
todo lo malo que le pasa a los gorditos o a los mediocres
del mundo no le pasará a ella. Y decide dejar de comer y
bloquear con acentuada disciplina el dolor del hambre.

Ejemplo:

1. ¿Crees que la comida es mala?

*Sí, tengo miedo de tenerla en el cuerpo porque me hará
gorda.*

¿De dónde viene este mensaje?

*Desde que soy muy pequeña recuerdo que papá hacía
crueles bromas acerca de los gorditos.*

O

*Mamá no me dice nada abiertamente, pero en sus co-
mentarios siento que aprueba más a la gente delgada.*

Trabaja ahora con tu alumno con estos ejemplos.

2. ¿Le tienes miedo a la sensualidad?

¿De dónde viene este mensaje?

3. ¿Crees que ser mujer es malo?

¿De dónde viene este mensaje?

4. ¿Piensas que pareciendo una niña siempre no tendrás problemas de "adulto"?

¿De dónde viene este mensaje?

5. ¿Crees que las personas sólo valen por su apariencia física?

¿De dónde viene este mensaje?

6. ¿Quién me dijo que la vida era mala?

¿De dónde viene este mensaje?

7. ¿Por qué no quieres vivir?

¿De dónde viene este mensaje?

8. ¿Siento culpa ante mi cuerpo?

¿De dónde viene este mensaje?

9. ¿Qué es lo que no puedo o no quiero tragar?

¿De dónde viene este mensaje?

10. ¿Qué beneficios me brinda matarme de hambre?

¿De dónde viene este mensaje?

11. ¿A qué sentimiento de seguridad me estoy afianzando?

¿De dónde viene este mensaje?

12. ¿A qué me niego a enfrentarme?

¿De dónde viene este mensaje?

13. ¿Le tengo pavor a la gordura?

¿De dónde viene este mensaje?

EJERCICIO: ¿Quién te dijo que...
Las clásicas historias que se repiten...
El siguiente ejercicio tiene como objetivo ayudar a la persona a ubicar de dónde viene y con base en qué adoptó el sistema de creencias que tiene.

¿Quién te dijo que...

No valías...
¿Por qué le creíste a esa persona? ¿Quién era? ¿Qué papel jugaba en tu vida?

La vida era mala
¿Por qué le creíste a esa persona? ¿Quién era? ¿Qué papel jugaba en tu vida?

Que no eres suficiente tal y como estás
¿Por qué le creí a esa persona? ¿Quién era? ¿Qué papel jugaba en mi vida?

Que la mujer es bella sólo si es delgada
¿Por qué le creí a esa persona? ¿Quién o qué era? ¿Qué papel jugaba en mi vida?

Sólo si eres de las bonitas serás feliz
¿Por qué le creí a esa persona? ¿Quién o qué era? ¿Qué papel jugaba en mi vida?

Sentir hambre es señal de debilidad e indisciplina
¿Por qué le creí a esa persona? ¿Quién o qué era? ¿Qué papel jugaba en mi vida?

Los retortijones de hambre no son reales...
¿Cómo me convenzo de que eso que clarito siento que es mi estómago constreñido y pegándose a mi espina es bueno?

Los agudos huesos pélvicos resaltados son señal de belleza...
¿Quién me enseñó eso? ¿Por qué me enorgullezco tanto cuando mis *jeans* se cuelgan sobre mis huesos y mi estómago es totalmente cóncavo? ¿Por qué me enorgullezco de eso? ¿Es porque las modelos así se ven?

No es importante sólo ser delgada, lo importante es ser la *más* delgada.
¿Quién me dijo eso, por qué le creí a esa persona? ¿Es de hecho más feliz en verdad esa persona o sólo más flaca?

En la bulimia

Síntoma	Mensaje	Cuestionamiento	Afirmación
Atracón/ purga	Rechazo mi sexualidad verdadera. El placer físico no es para las niñas buenas. No soporto el sistema.	¿Por qué vomito la vida? ¿Quién me degradó de niña? ¿Por qué asocio el amor con el dolor, abandono y rechazo?	Todos mis impulsos y emociones son parte integral de mí. Soy parte de un Todo que me ama incondicionalmente.
Cara, manos y pies hinchados (conse-cuencias de deshi-dratación)	No proceso mis emociones. Estoy atorada. La vida me pesa.	¿Por qué soy tan dura en mis juicios? ¿Quién me enseñó a agredirme?	Me doy permiso de fluir con la vida. El mundo es un lugar seguro. Mi cuerpo es un canal por el que la energía divina fluye. Me entrego a esa fuerza sin resistencia alguna.
Candiasis	Me juzgo a mí misma. Tengo culpa por mi sexualidad. El placer es malo.	¿Por qué huyo de la intimidad?	Me libero de mi juicio. Me perdono de todo. Perdono a todos por todo. Perdono mi inhabilidad de perdonar. Me libero de mi condena. Entrego mi juicio a un ser superior.
Cáncer (esófago) Esofagitis	Me odio a mi misma. Me revienta la sociedad. Tengo ganas de explotar. No soporto cómo funciona la vida.	¿En qué puntos de mi vida sentí mi existencia amenazada? ¿Por qué busco replicar de la vivencia?	Me doy permiso de decir lo que en realidad pienso. Me doy permiso de tener opiniones personales y a expresarlas de manera adecuada. Me concedo la capacidad de ser impecable en mi palabra.

Síntoma	Mensaje	Cuestionamiento	Afirmación
Consecuencias renales	Me rehúso a procesar mis juicios de manera sana. Vivo en la autocondena.	¿Por qué me rehúso a fluir con la vida? ¿De qué me sirve estar enamorada de mis opiniones y juicios?	Me libero de mi juicio. Me perdono de todo. Perdono a todos por todo. Perdono mi inhabilidad de perdonar. Me libero de mi condena. Entrego mi juicio a un ser superior.
Consecuencias intestinales (estreñimiento constante debido al abuso de laxantes)	Me niego a deshacerme de pensamientos negativos, de modificar patrones mentales y de manejar mi sentido de culpa.	¿A qué le tengo miedo? ¿Por qué me niego a soltarme? ¿A qué sentimiento de control me estoy afianzando?	Aferrarme a mis ideas es una enfermedad de mi ego, mi Ser es mucho más que eso, me doy la libertad para fluir y dejar que mi cuerpo sea una extensión del orden de la vida. La vida es un eterno proceso de cambio; me doy permiso de fluir con el orden natural de ella.
Hernias yatales	Estoy incompleto. Los demás no me quieren. La vida es angustia.	¿Por qué me considero insuficiente? ¿De dónde vienen mis huecos afectivos?	Me doy permiso de sentirme en paz. Me doy permiso de sentirme pleno y seguro. Estoy a salvo.
Indigestión crónica	La vida se me atora. Me rehúso a procesar mis emociones. No trago a la sociedad.	¿Qué es lo que me consume internamente? ¿Quién me enseñó a huir y evitar conflictos y confrontaciones? ¿Qué me rehúso a tragar?	Me doy permiso para merecer. Fluyo con mis sentimientos. La vida fluye armónicamente y yo me permito hacer lo mismo. Me libero de mis preciadas opiniones. Me doy permiso a relajarme y permitir que las cosas sucedan con el orden invisible del Todo.

Síntoma	Mensaje	Cuestionamiento	Afirmación
Infecciones urinarias y vaginales	Me critico cruelmente y a los demás.

Me rehuso a fluir con la vida.

Me niego el derecho al placer. | ¿Qué es lo que tanto me irrita?

¿A quién no termino de perdonar?

¿Por qué me aguanto mis lágrimas? | Me libero de mi juicio. Me perdono de todo. Perdono a todos por todo. Perdono mi inhabilidad de perdonar. Me libero de mi condena. Entrego mi juicio a un ser superior. |
| Caída del cabello | Autocastigo.

Pérdida de conexión con la Tierra.

Desenfreno de pasiones. | ¿Por qué me dejo ir?

¿Me gusta una vida de excesos? | No necesito debilitarme más para abrir los ojos. Todo cuanto he perdido es recuperable, me permito recibir del alimento lo sagrado que he perdido, que vuelva a nacer en mi la raíz de la vida. |

¿De dónde vienen los mensajes?

Como mencioné en la sección de Anorexia, el propósito es ayudar a la persona a ubicar de dónde ha sacado las conjeturas que ha hecho y a ti, ayudarle a reposicionar su sistema de creencias con la finalidad de ubicar de dónde viene el daño, cuáles son los botones que la están disparando. ¿Es el hermano burlón que siempre le dice que ella no está "cuero"? ¿La mamá que de callada manera le insinúa que está bien como está, pero...

La bulimia es el reflejo directo de la sociedad en consumismo pleno, la respuesta adaptativa del individuo ante un entorno en donde la apariencia lo determina todo y en donde el fin justifica los medios. El *haré lo que sea con tal de...*

Ejemplo:

1. **¿Crees que ser delgada y bonita te da licencia para todo?**

   Sí, las chavas delgadas se dan el lujo de ser mala onda y aun así tener pegue.

   ¿De dónde viene este mensaje?

   De todos lados. Nadie lo dice abiertamente, pero incluso los maestros tratan mejor a las bonitas del salón. Si no eres bonita, no eres nadie.

Trabaja ahora con tu alumno con estos ejemplos.

2. **¿Asocio el amor con el dolor?**

   ¿De dónde viene este mensaje?

3. **¿Creo que el amor es degradación?**

   ¿De dónde viene este mensaje?

4. **¿Siento que si no soy atractiva no seré nadie?**

   ¿De dónde viene este mensaje?

5. **¿Por qué te creíste que no valías?**

   ¿De dónde viene este mensaje?

6. **¿Por qué tengo que atraer la atención del sexo opuesto todo el tiempo?**

   ¿De dónde viene este mensaje? Son las películas que ves... ¿qué necesidad nutre en ti ese fenómeno?

7. **¿Por qué pierdo el interés en un chavo una vez que lo conquisto?**

   ¿Pierde el chiste? Total, sabes que ya lo tienes, y si él te quiere a ti, y tú te consideras cucaracha, entonces él seguro debe ser más cucaracha que tú, y así lo empiezas a tratar...

8. **¿Por qué siempre acabas queriendo al chavo que no te quiere a ti?**

   ¿De dónde viene este mensaje?

9. **¿Crees que el amor debe siempre ser una excitante y tortuosa batalla?**

   ¿De dónde viene este mensaje? ¿De la televisión? ¿De lo que veo en casa?

10. **Cuando me critico, ¿con la voz de quién lo hago? ¿Se parece a la de papá? ¿A la de mamá? ¿A la de algún maestro?**

    ¿De dónde viene este mensaje?

EJERCICIO: ¿Quién te dijo que...
Las clásicas historias que se repiten...
Este ejercicio tiene como objetivo ayudar a la persona a ubicar de dónde viene y con base en qué adoptó el sistema de creencias que tiene.

¿Quién te dijo que...

El amor duele...
¿Por qué le creíste a esa persona? ¿Quién era? ¿Qué papel jugaba en tu vida?

La vida era mala...

¿Por qué le creíste a esa persona? ¿Quién era? ¿Qué papel jugaba en tu vida?

La degradación es placer.

¿Quién te hizo pensar de esa manera? ¿Quién fue? ¿Cómo consiguió hacerte pensar así?

Lo que importa es cómo te veas, no importa cómo lo logres...

¿Quién te hizo pensar de esa manera? ¿Quién fue? ¿Cómo consiguió hacerte pensar así?

Perseguir al hombre ideal te hará feliz.

¿Fue un artículo de una revista? ¿Realmente crees que si no tienes a alguien no serás plena? ¿Quién te dijo que así era? ¿Qué papel jugaba en tu vida?

Lo único que importar es ligar y conquistar, no querer en realidad.

¿Quién te dijo eso, los programas, las clásicas chavas perras pero exitosas con los chavos?

Los agudos huesos pélvicos resaltados son señal de belleza...

¿Por eso insistes en querer llegar a ser así, con tal de ser de las cueros?

En la comedora compulsiva

Síntoma	Mensaje	Cuestionamiento	Afirmación
Diabetes	La vida es una amarga experiencia. Siempre doy más de lo que recibo.	¿Por qué creo que no valgo? ¿Por qué insisto en ser víctima?	Me libero de mi resentimiento. Me libero de mi "deber ser". Me doy permiso de ser lo que en realidad quiero ser.
Enferme-dades cardio-vasculares	Siento presión. Tengo miedo a no tener cómo proveerme a mí misma. La vida me cansa.	¿Quién me enseñó que la vida era una carga?	Fluyo con la abundancia divina. Me doy permiso de recibir. Me doy permiso de fluir libremente con el orden natural de la vida.
Enferme-dades articulares	Me niego a soltar mis ideas. Soy rígido y crítico en mis pensamientos.	¿A qué sentimiento de rencor me estoy afianzando?	Afianzarme a mis creencias y opiniones obstruye mi camino. Suelto mi necesidad de querer estar bien.
Hiper-tensión arterial	Siento que cargo con el mundo. Todo siempre me pasa. El mundo es un lugar peligroso.	¿Por qué me siento responsable por lo que no es asunto mío y dejo por ello de asumir responsabilidad por lo que sí lo es?	Me permito ser flexible en mis pensamientos y justo en mis críticas. Estoy plena en todo momento. Me libero de mi estado de "susto" constante.
Hiper-colesterol	Me encanta estar nervioso. Por medio de mi nerviosismo controlo a los demás.	¿De qué siento que tengo que protegerme o cubrirme? ¿Por qué me gusta vivir autoconsumiéndome?	Estoy tranquila y a salvo. No necesito llamar la atención de forma negativa. Libero mi necesidad de controlar a los demás.

Síntoma	Mensaje	Cuestionamiento	Afirmación
Problemas gastro-intestinales	Me niego a fluir. La vida se me atora. La vida es una serie de problemas.	¿Por qué me paralizo ante situaciones que no quiero afrontar? ¿Qué es lo que no quiero soltar?	Me abro a liberar mi necesidad de estar en lo correcto. Me libero de mis preciadas opiniones. La vida es una transición armoniosa. Me permito fluir con ella.
Problemas de vesícula biliar	Me niego a reconocer mi enojo. Soy la que siempre carga con el paquete. "Debería" sentirme, y "debería hacer", son mi ley.	¿Por qué me callo mis emociones reales? ¿Quién me enseñó que el enojo es malo?	Todas mis emociones son dignas y valiosas. Me doy permiso de expresar mi enojo de manera segura. A pesar de mi enojo soy digna y valiosa.

¿De dónde vienen los mensajes?

Como mencioné en secciones anteriores, el propósito de las preguntas reflexivas es ubicar de dónde ha sacado las conjeturas que ha hecho y a ti, ayudarle a reposicionar su sistema de creencias.

Como ya sabes, dentro de las vertientes de los desórdenes alimenticios, el síntoma del comedor compulsivo es el más común. Los mensajes de que ella no es parte de las exitosas está en todos lados. Sabemos que el medio sí la juzga por su apariencia porque el problema en sí es que vivimos en el mundo de la apariencia. Aquí tu trabajo debe consistir en ayudar a la persona a retomar el uso de sus valores internos para dejar de hacerse daño.

Es vital saber si la presión está siendo ejercida por los mismos miembros familiares. ¿Son los hermanos crueles? O ¿la mamá que calladamente le dice que es mucho mejor ser flaca que ser gorda? ¿Es lo que ella ve en el espejo? ¿Ve ella lo que todos los demás critican? Su entorno ya le dictó que no vale, eso es triste, pero ella se lo creyó, eso es lo dramático.

Ejemplo:

1. **¿Crees que la comida es sinónimo de amor?**

   Sí, es la única gratificación que tengo. Es lo único dulce en mi amarga vida.

   ¿De dónde viene este mensaje?

   Desde que soy niña y me caía, mamá me aliviaba la herida dándome una galleta.

Preguntas para proceso reflexivo:

2. **¿La comida sirve para llenar qué exactamente?**
   ¿De dónde viene este mensaje?

3. **¿Sientes culpa por ser lo que eres?**
   ¿De dónde viene este mensaje?

4. **¿Por qué crees que debes esforzarte por complacer y agradar?**
   ¿De dónde viene este mensaje?

5. **¿Crees que la gente vale por su apariencia?**
   ¿De dónde viene este mensaje?

6. ¿De quién o qué te estás protegiendo?

¿Hay algún suceso específico del que vienes huyendo, el cual estás tapando porque te avergüenza siquiera recordarlo?

7. ¿Por qué "tapas" tu sensualidad?

¿De dónde viene este mensaje? ¿Qué recuerdo estimula?

8. ¿Comer calma los nervios?

¿De dónde viene este mensaje? ¿Qué recuerdo estimula? ¿Alguien en tu familia comía sin parar para calmar sus ansias?

9. ¿Qué te dices cuando repites una dulce fantasía?

¿De dónde viene este mensaje? ¿Te sientes parte de algo, aunque sea sólo en tus sueños?

10. ¿Crees que comer es la manera de callar lo que en verdad eres?

¿De dónde viene este mensaje? ¿Qué hay en ti que no soportas, qué sientes que "tienes que cubrir"?

11. ¿De quién te quieres esconder?

¿Alguien te agredió de niña? ¿Buscas literalmente cubrirte del suceso?

12. Cuando te insultas ahora, ¿parece que repites una cantaleta conocida?

¿De dónde viene esta cantaleta? ¿Tiene la voz de papá o mamá? ¿Una mezcla de ambas?

Ejercicio: Quién te dijo que...
Las clásicas historias que se repiten...

Este ejercicio tiene como objetivo ayudar a la persona a ubicar de dónde viene y con base en qué adoptó el sistema de creencias que tiene.

Quién te dijo que...

El amor duele...

¿Por qué le creíste a esa persona? ¿Qué rol jugaba en tu vida?

La vida es un valle de lágrimas...

¿Por qué le creíste a esa persona? ¿Qué rol jugaba en tu vida?

No importa cuánto te esfuerces, la historia termina mal y tú no serás nadie.

¿Por qué le creíste a esa persona? ¿Qué rol jugaba en tu vida?

Tus sueños eran absurdos...

¿Por qué le creíste a esa persona? ¿Qué rol jugaba en tu vida?

No mereces la felicidad...

¿Por qué le creíste a esa persona? ¿Qué rol jugaba en tu vida?

Que el cuerpo es malo y se debe castigar...

¿Por qué le creíste a esa persona? ¿Qué rol jugaba en tu vida?

Debes sentirte culpable simplemente por ser....
¿Por qué le creíste a esa persona? ¿Qué rol jugaba en tu vida?

Reflexión: *Realistamente, ¿en qué puedes convertirte?*
Pide a tu alumna o paciente que cierre todas las revistas que ya impusieron "la talla" del éxito. Hazle que se cuestione a sí misma y sea honesta: ¿me gusto con mis kilitos de más? ¿Puedo mejorarme?

¿Si, en qué, y cómo voy a lograrlo?

La única manera de transformarse es aceptándose. Si no amas lo que eres ahora, no puedes trascenderlo. Tienes que hacerle ver a la persona que la única libertad consiste en verse de adentro hacia fuera, para entonces en verdad expresar la belleza de su ser.

¿Qué dejo de hacer por tener algún síntoma?

Los síntomas de una enfermedad se manifiestan como protección y justificación ante algo que no queremos hacer o que deseamos hacer pero no nos damos permiso. Por ejemplo: si el síntoma es constipación, pregúntate, *¿qué estás evitando hacer precisamente porque estás constipada? ¿Es alguna actividad en particular? ¿Es por evitar tener mayor contacto sexual con el galán? ¿Es para no hablar abiertamente de algún otro tema que te hace sentir incómoda?*

Reflexión: *¿Qué te gustaría hacer, pero no te atreves, y te estás castigando por no poder hacerlo?*

Hay algo, que seguramente tu alma desea hacer, pero su condición de enferma se lo impide.

¿Qué es ese algo?

Ejemplo: Tu paciente en realidad quisiera abrirse a descubrir la sexualidad, pero entre la escuela de monjas, la mamá, el papá, el sistema en general, todos ya le dijeron que "eso" es malo. Para bloquear el deseo genuino se da uno de los síntomas comunes, una serie de pequeñas "itis", desde la clásica y a veces imperceptible cistitis (vías urinarias), a la típica ya después vaginitis (sobre producción de cándida en la vagina), y evita sentirse con ganas de experimentar el sexo... ¡el cuerpo nos habla con una honestidad brutal, con la que pocos médicos se atreverían!

Pídele a tu alumna o paciente que reflexione acerca de todos los síntomas que tiene, aplicando el mismo proceso de raciocinio.

Agenda oculta de beneficios de la víctima

La condición de la víctima (enferma) se sostiene porque proporciona una agenda oculta de beneficios:

Tiene a quien echarle la culpa por los fracasos.

La razón perfecta para que no se espere nada de ella; total, si está enferma, ni ella ni nadie puede exigirle algo.

Entre otras clásicas justificaciones que la posición de víctima ofrece, está:

Justificar no tener que enfrentarse a la vida.
Evitar la necesidad de tomar decisiones.

Evadir la responsabilidad de desarrollar el verdadero potencial.

Y a fin de cuentas también confronta a tu paciente con que es una manera patológica de ejercer control...

Ejemplo:

Para confrontar a la bulímica o comedora compulsiva:

Ábrele los ojos al hecho de que al quedarse en la posición de víctima, siempre tendrá quien la ataque, para ella poder justificar quién se la hizo, y así poder sanársela comiendo... Enmascara y enmascara la falta de disciplina, y evade así asumir responsabilidad por la vida.

La reflexión profunda es clave para la sanación. En el momento en que logres que tu paciente o alumna llegue a esa introspección será el momento en el que ella se convierta en su propia maestra de regreso a la recuperación.

Manejando sentimientos

Los desórdenes alimenticios son una enseñanza para el manejo de los sentimientos, para hacernos ver la importancia de fluir con ellos, y no para condenarlos.

No existe un sentimiento malo o uno bueno, es, ultimadamente, lo que se haga de ellos lo que es determinante.

Los desórdenes alimenticios atienden directamente el derecho suprimido del "ser" y del "sentir"; a la negación de los instintos y de los sentimientos que surgen; al uso, abuso y mal uso de la sexualidad; a la vergüenza indoctrinada por el sistema; nos hablan de la ira, la angustia, la soledad, la otra cara de la soberbia, el perfeccionismo y la pereza existencial.

Trabajando con la ira

Uno de los sentimientos más difíciles de trabajar es precisamente el enojo. Toda persona que padece un desorden alimenticio tiene un problema en cómo expresarlo, ya que en su entorno familiar primario y social reforzador, sólo se le enseñó que "las niñas buenas no se enojan". En la mayoría de los casos, esta emoción fue mal manejada por sus mismos padres, lo cual las lleva a ellas a reprimirlo pretendiendo evadir sus consecuencias. Al bloquear el sentimiento, bloqueamos la habilidad de expresarlo sanamente.

Entre los procesos de raciocino más comunes en conexión con este sentimiento se dan los típicos:

- Me da miedo el enojo.

- Si me enojo, siento que ya no podré controlarme.

- Cuando alguien alza la voz, me pongo nerviosa inmediatamente.

- Yo no me enojo. Me desquito. Conmigo generalmente.

- Si me enojo, lastimaré a alguien.

- Prefiero explotar por dentro que por fuera.

Hazle las siguientes preguntas:

1. ¿Cómo maneja tu padre su enojo? ¿Es violento, te hace sentir incómoda o insegura?

2. ¿Qué hace mamá con el suyo? ¿Cómo te lo expresa?

3. ¿Cómo manejan tus hermanos su enojo?

4. ¿Existe la clásica víctima en tu casa, a la que todos molestan? ¿El típico chivo expiatorio? ¿Eres esa figura?

5. ¿Ves patrones familiares repetidos?

6. ¿Qué hacías de niña cuando te enojabas?

7. ¿Aprendiste a tragarte tus emociones desde chiquita?

8. ¿Sustituías el enojo por dulzura, lo recuerdas? ¿Qué comías exactamente? ¿Qué te daba, qué calmaba?

9. ¿Qué te decías al alimentar tus dulces fantasías?

Es vital que le hagas comprender a tu alumna que no importa cuánto suprima una emoción, ésta siempre encontrará una forma de salida. Se trata de lograr que el sentimiento encuentre una vía de expresión más sutil. Debe reconocer que con base en experiencias pasadas ella se "compró el boleto" de que el enojo es malo, pero hazle ver que en verdad no es ni malo ni bueno. Es natural. Negarse a reconocerlo no. Eso la llevó a la enfermedad.

Comprendiendo la angustia

El sentimiento clásico que nos empuja a hacer cosas sin parar. La sensación de vacío que no se sabe cómo llenar. El constante nerviosismo siempre presente que te obliga a hacer cosas a tu pesar.

Para tratar de calmar este sentimiento, se comienza a adoptar una serie de hábitos con el fin de aquietar esa compulsividad, entre los cuales están los clásicos:

- No puedo dejar de comer voluntariamente.

- Freno mis atracones con un cigarro.

- Si no como algo dulce, nada tiene sentido.

- Si no hago ejercicio compulsivamente no logro controlarme.

La angustia se apodera de la persona cuando hay un desequilibrio en la conciencia, la cual amenaza nuestra estabilidad y seguridad. Dado que las personas con desórdenes alimenticios provienen de entornos familiares inestables, tienen ya una predisposición fisiológica incluso a causarse desastres, que no hacen sino confirmarle que siempre hay algo que temer, que algo malo siempre ocurrirá, pero para evitar sentirlo, se anestesian de ayuno, de atracón y sobredosis de purga o sólo de un buen comilón.

Hazle las siguientes preguntas:

1. ¿Cómo manejan tus padres su angustia?

2. ¿La evaden metiéndose más al trabajo? ¿Tomando? ¿Llorando sin hacer nada?

3. ¿Recuerdas algún incidente en particular en el que tu seguridad física haya sido amenazada?

4. ¿Albergas la creencia de que el mundo no es un lugar seguro?

5. ¿De qué sientes que tienes que protegerte constantemente?

6. ¿Qué pasa cuando tratas de estar quieta sin hacer nada?

7. ¿Te sientes presionada?

La finalidad es ubicar a la persona para que sepa qué le genera este sentimiento, de dónde viene el nerviosismo, y enseñarle que hacer algo para calmarlo –lo que sea–, sólo garantiza que éste regrese con más fuerza.

Terminando con la soledad

La pérdida de la conexión con nuestro prójimo, nuestro entorno, nuestro momento, el sentimiento de separatidad y vacío el cual tapamos y del cual huimos. Dado que las personas con un desorden alimenticio viven la mayor parte del tiempo dentro de su mundo secreto, aunque estén con gente se sienten aisladas e incomunicadas.

Las frases más utilizadas:

- Nadie me quiere

- No soy digno

- Me siento vacío todo el tiempo

- Aunque esté con la gente, me sigo sintiendo aislada

- Los demás me rechazan

- Nadie me entiende

- La vida es un valle de lágrimas

Hazle las siguientes preguntas:

1. ¿Cómo manejan tus padres su soledad? ¿Usan alguna sustancia adictiva?

2. ¿Se deprimen con frecuencia?

3. ¿Hubo algún suceso que te llevara a pensar que algo malo te pasaría?

4. ¿Tenías altas tendencias a incidir en enfermedades o accidentes?

5. ¿Era tu manera de acaparar "protagonismo"?

6. ¿Obtenías con ellos el reconocimiento y valía que tanto pedías?

7. ¿Qué hacías de niña cuando te sentías sola?

8. ¿Bajabas a buscar algo dulce al refrigerador? ¿Te daba un sueño incurable? ¿Siempre parecías tener frío, aunque fuera un día caluroso?

El perdón:
la fuerza que libera

El perdón, en resumidas palabras, es el valor genuino de encarar la aceptación plena de un suceso, las agallas para atravesar el enojo por haberlo creado o permitido, y la humildad para cruzar por la vergüenza del acto cometido o impuesto a otro ser viviente. Una vez que se logra, el perdón ha sido concedido, la vivencia ha sido trasmutada.

Decir de dientes para afuera, "sí, te perdono, no hay problema" es la cosa más sencilla. Pero como la enseñanza de la enfermedad indica, esto es un camino hacia la honestidad, así que si no fue genuino, de nada servirá.

Cartas de perdón
Pídele a tu alumno o paciente que escriba cartas de perdón a cualquier persona que lo haya agredido.

La lista obviamente empieza por ella misma.

Es vital que pongas énfasis en que aquí lo valioso es el sentir, la profundidad de las palabras, lo genuino de la descarga mental. Pídele que renuncie a su perfeccionismo, a su aguda crítica, al ataque constante ante las faltas cometidas, lo cual le abre la avenida para seguir cayendo en situaciones que desesperadamente busca cambiar.

Arrepentimiento que trasmuta vs. culpa que condena...

El arrepentimiento genuino libera, la culpa te ata, te condena. El arrepentimiento trasciende una vivencia, la culpa es la más estéril de las fuerzas, paralizándote y privándote perpetuamente de tu presente para mantenerte en el lamento de tu pasado constante.

El perdón genuino no es posible sin atravesar por el enojo; el enojo trabajado abre la puerta al dolor por el daño causado, a la tristeza por haberlo permitido. Aquí llega la vergüenza, el verdadero punto de quiebre de, *¿cómo pude hacer eso?*, en donde sabes, porque lo sientes en cada fibra de tu ser, que no incurrirás en eso ya más. Éste es el paso cuántico de la trascendencia de la vivencia, el arrepentimiento genuino, el umbral de perdón, la recuperación, la redención.

El perdón trasmuta y trasciende las vivencias que nos atan, te devuelve al obsequio del presente, soltando el lamento eterno de lo que fue o la fantasía de cómo lo vengarás.

El perdón te libera del juicio y la condena.

El perdón es superar la fragmentación para regresar de nuevo a sentirse parte plena y digna del Todo. "Errar es humano, perdonar es Divino". Cuando perdonas a todos por todo a cada momento eres un iluminado.

Se comprende la necesidad y causalidad de todas las cosas, por ello no pueden ya existir sentimientos de resentimiento, enojo, dolor... Se rescata la sabiduría detrás de cada situación. Cuando se es consciente de que uno crea su propia realidad, no se puede más que asumir que todo cuanto está en ella es su responsabilidad. El ser humano debe de empezar por aquí; por perdonarse el no haber despertado, por haber causado los daños que ha causado, por haberse permitido ser mantenido en un estado fragmentado.

No hay un Dios castigándonos. No hay un juicio al final del camino.

La era "el cielo en la Tierra", no es más que el despertar a la noción básica de que sólo hay una Conciencia única, común a todos. Esta parte del Todo vive en ti y en todos a cada momento. Lo que sientas por tu prójimo te lo deseas a ti en realidad. Estás igualmente conectado con una planta o un animal; todo ser vivo que cohabita en el reino terrenal es una expresión de la misma esencia fundamental y, ultimadamente, lo que creas con cada fibra de tu ser, será.

TERCERA PARTE:
PAQUETE S.O.S. DE EMERGENCIA

Tabla de alerta

1. Baja de peso notoria o delgadez extrema.

2. Siempre tener la excusa perfecta para saltarse el recreo o para evitar comer durante el recreo. En las escuelas en donde el *lunch* sea en una cafetería, siempre tendrán la excusa perfecta para no asistir.

3. Comportamientos raros alrededor de la comida; rituales de cómo se deben hacer ciertas cosas.

4. Alta preocupación por el desempeño escolar. Nada es suficientemente bueno.

5. Hipersensibilidad a la crítica.

6. Falta de adaptabilidad y flexibilidad (odian ser cambiados de lugar).

7. Claras y observables tendencias perfeccionistas.

8. Comunicación escueta; por lo general muy correcta; pueden aparentar estar muy tensas o demasiado entusiastas.

9. Preocupación obsesiva por la apariencia física; muy ordenada; "ningún cabello fuera de lugar".

10. Aislamiento de compañeros y actividades recreativas; entrega poco usual a alguna otra área (música, danza) al grado de bloquear todas las demás.

11. Cambios de humor repentinos.

12. Comportamiento controlado; sobre habilidad para esconder verdaderos sentimientos.

13. El único tema de interés del que se habla son dietas y fórmulas para bajar de peso.

14. Intolerancia a la compañía de los demás (mucho más acentuado en anorexia que en bulimia).

15. Baja autoestima.

¿Cuándo debo mandar a mi paciente o alumno con un médico inmediatamente?

Si tu paciente o alumno experimenta:

• Pérdida de peso paulatina pero continua

• Fatiga

• Dispersión mental

• Dolor abdominal

• Cara, párpados y pies hinchados

Y se muestra renuente a hacerse un chequeo, muy probablemente tengas un caso de anorexia o bulimia en tus manos. Dado que estos síntomas pueden ser atribuidos a un sinfín de enfermedades, sólo una evaluación médica podrá decirte si se trata de un desorden alimenticio.

Si sospechas que tu alumna(o) o paciente está haciendo uso de anfetaminas, es imperativo que se haga una evaluación médica y psicológica inmediatamente.

El grave riesgo
de las anfetaminas

El uso de anfetaminas en correlación con los desórdenes alimenticios es bastante común. Conseguirlas no es difícil; hay gran cantidad de "profesionistas médicos" que otorgan recetas para conseguir medicamentos de alto riesgo sin pensarlo dos veces.

Cuando el cuerpo entra en el *modus operandi* del autoconsumo, la hiperactividad es un síntoma común. Esto, aunado al uso de anfetaminas, provoca que la persona enferma no sienta fatiga alguna (pese a no consumir alimento) sino hasta que la enfermedad está bastante avanzada. Por otro lado, el uso de anfetaminas lleva a la psicosis mental, paranoia, sentimiento de persecución, nerviosismo y oscilaciones extremas en los estados de ánimo.

El uso de anfetaminas es en sí bastante riesgoso, pero el uso de ellas en combinación con las severas dietas de hambre características de la anorexia y las oscilaciones de ayuno/atracón de la bulimia las hacen mortales.

Si tu paciente se queja de taquicardia, las probabilidades de que esté consumiendo sobredosis de anfetaminas son muy altas. Mándala con un médico inmediatamente.

Otro grave riesgo de las anfetaminas es que el cuerpo se habitúa a ellas rápidamente, haciendo que la persona incremente la dosis para obtener el resultado "vigorizante" original, logrando únicamente más confusión y dispersión mental. Dicha confusión provoca la duda de si "ya se tomó la pastilla o no", situación común entre los consumidores de dichas sustancias, llegando a triplicar las dosis sin tener conciencia de ello.

Síntomas de uso de anfetaminas

- Taquicardia

- Psicosis mental

- Paranoia o sentimiento de persecución

- Nerviosismo

- Oscilaciones extremas en los estados de ánimo

S.O.S. ¿Cuándo debo mandar a mi alumno con un psicólogo urgentemente?

Nunca existirá un consenso general en este punto. Tu sentido común tendrá que servir como tu mejor guía. Si no estás segura, si tienes alguna duda, consulta la opinión de un especialista en el tema. Recuerda: "siempre es mejor prevenir que lamentar".

Hay indicativos, sutiles, pero que claramente nos "paran la antenas".

Pon atención, si tu paciente o alumna experimenta:

- Pérdida de interés gradual en su desempeño escolar/laboral

- Desapego gradual pero constante de su entorno

- Desapego de vivencias preciadas, falta total de sentido

- Apatía

- Fatiga

Muy probablemente tengas un caso de depresión acentuado. Dado que estos síntomas pueden ser atribuidos a un sinfín de enfermedades, sólo una evaluación psicológica podrá decirte si se trata de la depresión crónica clásica por un desorden alimenticio.

¿Cómo ubicar a una depresiva que ya es suicida?

Será difícil que te permita acercarte a ella si ya está en las últimas de la bajada. Notarás que ya hay un "distanciamiento" de y hacia la vida. La angustia de la decisión ya no está presente. La decisión ya está tomada; la persona está "del otro lado".

Cuestionario para determinar la gravedad de la depresión

1. ¿Has experimentado cambios en tu apetito recientemente? (La persona deprimida comúnmente experimenta cambios en el apetito, ya sea pérdida o incremento de él. Hay que tener mucho cuidado en esta pregunta, ya que la persona enferma disfrazará este síntoma en la mayoría de los casos.)

2. ¿Qué pérdidas o problemas has experimentado en el último año? (En ocasiones la persona enferma argumentará no tener razón aparente para sentirse deprimida, pero cuando se le pide que haga una observación en retrospectiva, encontrará a menudo una serie de pequeños incidentes, que acumulados la llevan al estado de depresión presente.)

3. ¿Has perdido peso recientemente? ¿Cuánto y en cuánto tiempo?

4. ¿Ha cambiado tu desempeño académico? (Por lo general la persona tiene recaídas en su desempeño y se encuentra sumamente desmotivada e improductiva.)

5. ¿Existe un historial de depresión y uso de alcohol en tu familia? (Es muy común que exista un historial clínico de uno o ambos padres con uso de sustancias químicas y problemas de depresión.)

6. ¿Has contemplado el suicidio como solución a tu situación? ¿Cuántas veces al día juegas con la fantasía de quitarte la vida? Si la respuesta es positiva, las siguientes preguntas deben seguir:

- ¿Tienes algún plan específico de cómo te quitarás la vida? (Si la persona se queda callada, pero sientes que te oculta algo, o bien, si te responde afirmativamente, tienes un caso severo de depresión en tus manos, ya que tener un plan de acción te indica que lleva un buen rato con esa idea en la cabeza. Decírtelo abiertamente es una forma de "acusarse a sí misma" y pedir ser detenido.)

- ¿Tienes manera de implementar tu plan? (Por ejemplo, si te dice que planea quitarse la vida consumiendo una sobredosis de pastillas, pregúntale si ya las tiene o cómo piensa conseguirlas.)

- ¿Has intentado suicidarte antes? (Si la respuesta es afirmativa, la situación es más grave aún, ya que las estadísticas comprueban que las personas que han intentado quitarse la vida anteriormente, eventualmente lo consiguen.)

- ¿Existe algún caso de suicidio en tu familia? (Es común que las personas con depresiones suicidas provengan de padres altamente depresivos y con tendencias suicidas. Cuando ya existe una muerte por suicidio en el entorno familiar primario, o bien un caso de extrema violencia por el cual alguno de los padres esté incluso en prisión, es vital que la persona reciba apoyo psicológico inmediatamente.)

- ¿Sientes que tu plan de suicidarte es ya tu única salida? Escucha sus palabras. Escucha los silencios... deja que tu voz interior te diga si ya es vital que alguien lo ayude a detener sus actos.

Y si me dice: "quiero bajar un poco de peso"...

Tres preguntas básicas:

1. ¿Estás a dieta por cuestión de salud o de estética?

Cuando le hagas esta pregunta a tu alumno, le tendrás que ayudar un poco a responderte, pero ten cuidado, no pongas palabras en su boca. Necesitará quizá ayuda para deslindar estas dos cosas, ya que muy probablemente la niña piense que una es igual a la otra.

2. ¿Crees que serás más feliz si eres delgada?

Escucha su respuesta detenidamente. No esperes que lo haga rápido ni directamente, y aunque te dé un cerrado no –especialmente si te da el cerrado "no"–, te darás cuentas de que detrás ya hay un secreto. La niña ya firmó el acuerdo consigo misma acerca de que hará "lo que sea" con tal de ser eso que todos dicen que es éxito.

3. ¿Tus padres te critican por ser como eres ahora? ¿Qué te dicen?

Aquí se abre el campo a todo tipo de interpretaciones. Te pido, te suplico que te abras a escuchar y a observar el lenguaje corporal. ¿No te da una respuesta y se pone nerviosa a jugar con la manga del suéter? ¿Se ríe nerviosamente? Acuérdate, sacar respuestas directas es pedir peras al olmo. Sí, se requiere una interpretación. En muchos casos de abuso físico (incluso sexual), ocultar el suceso es una cuestión de lealtad. Lo mismo sucede con el abuso emocional. Hay casos, quizá excepciones, en que la niña(o) brinca de inmediato ante la posibilidad de ayuda. En muchas otras, inventan sucesos que no han sido cometidos para encubrir los reales que sí ocurrieron, en cuyo caso es igual. Hay un problema. El niño aprende a recurrir a la fantasía para bloquear lo doloroso o perturbador de su entorno.

Todos sabemos que en la mayoría de las ocasiones no es la palabra (incluso el insulto), sino la intención detrás, lo que la volvió tan hiriente. Los niños sienten estos mensajes cruzados mucho mejor que los adultos –llevan menos tiempo "adoctrinados". A lo mejor te contesta que mamá no le dice en realidad nada, pero que la ve raro a veces. Su madre le dice que "lo está alucinando" y la niña se confunde tremendamente entre sus percepciones y las acciones de los adultos.

Este, creo yo, confundir a los niños para no confiar en sus percepciones, es de los instrumentos más deformadores del proceso "educativo". Básicamente es decirle a alguien: tu intuición y tu instinto no existen, lo que sientes es imaginario.

Indaga a fondo acerca de este punto, pregunta de forma indirecta si se siente criticada. Pregunta por sus hermanos, el trato que le dan. Dale tiempo. No esperes que se abra contigo inmediatamente. Hazle sentir que ahí estarás si quiere hablar. La seguridad que logres transmitirle será clave para que la niña eventualmente pierda el miedo y quiera hablar.

Soluciones

Capacitación integral

Para lograr erradicar los trastornos alimenticios se tiene que apuntalar el problema desde una perspectiva integral, uniendo mentes, recursos y fondos para la educación en el tema de manera global; es vital entablar un programa de escrutinio de contenido de los medios masivos, así como uno de vigilancia que garantice el uso de métodos humanos en los hospitales psiquiátricos actuales.

Educación en el tema

Instauración del rol "consejero escolar" a nivel secundaria, preparatoria y universidad

Creación de un curso de enseñanza general de desórdenes alimenticios, con la finalidad de capacitar a la persona para que juegue el papel de consejero escolar. No tiene que ser un maestro ni un terapeuta necesariamente (aunque definitivamente los incluye). Puede ser una madre de familia, alguien dispuesto a capacitarse y realizar una labor de medio turno. Esta persona servirá de interconector entre el sector escolar y el sector salud, acortando tiempos de diagnóstico e incrementando posibilidades de recuperación real.

Implantación de una política incluyente en el mundo de la moda

Permitir que la moda femenina regrese a manos de la mujer

Vital que la moda regrese a manos y ojos de quienes conocen la verdadera naturaleza femenina, la cual tiene curvas y formas. El control de la moda en manos de hombres homosexuales, quienes rechazan las curvas (porque ellos no pueden tenerlas), creó una moda "estética", pero altamente inhumana.

Tornarse de nuevo incluyentes en cuanto a la propagación del prototipo de belleza. La moda actual es altamente excluyente; la gente promedio no puede hacer otra cosa que alabarla, mas no se siente identificada con el sinónimo impuesto como "éxito". ¿Cuántas personas realista y sanamente nacieron para entrar en las dos tallas más pequeñas? ¡La minoría! Y aun esa minoría muere porque no se siente "lo suficientemente delgada o bonita" para ser parte de las exitosas. La moda actual propaga prototipos de belleza tal, que ni las mismas mujeres que lo promueven se creen cerca de ellos... Preguntémosle a Gisele Bündchen, (la "cara y cuerpo" de *Victoria's Secret*, además de varios artículos y accesorios de belleza) quien declaró que ahora, a sus 24, ya no siente tener el impacto de cuando recién ingresó al mundo de la pasarela. **El estudio Orbach sometido al Banco Interamericano de Desarrollo, demuestra que sólo 2% de las mujeres del mundo se sienten bellas...** y al parecer, ni Gisele Bündchen es una de ellas.

Saneamiento de contenido en medios de comunicación masivos

El ojo humano está hipnotizado. Llevamos años, décadas, pensando que a menor talla mayor belleza. Lo verás en los niños que actualmente tienen de ocho a diez años de edad, y que sin saber quién era Marilyn Monroe, al verla te dicen, qué "graciosa gordita". Para ellos, efectivamente, Marilyn Monroe es una gordita. Estos niños no conocen otra cosa; no han visto otra cosa. Para ellos sólo existe la delgadez extrema como sinónimo de belleza en una mujer.

Varios estudios actuales relativos a la percepción por el sexo masculino del actual prototipo de la belleza femenina, señalaron que 78% de los jóvenes universitarios eligió "visualmente" a las chicas de las tallas menores. Al taparles los ojos y pedirles que eligieran con el tacto, 67% escogió a las medianas –lo que la moda actual denominaría como "llenitas". Confesaron que su reacción primaria de excitación se activó de inmediato con "las redonditas" y que al tocar a las delgaditas no hubo deseo sino después de "concientizar" el recuerdo de lo bonito que se veían, y aun así, la reacción física no había sido tan fuerte.

¿Qué podemos concluir de esto?

Que los chicos actuales eligen en ocasiones a la delgadita porque eso es lo único que ven en todas las revistas y todos los programas.

La campaña Dove está teniendo un alto impacto internacional muy positivo...

En ella se pone énfasis en promover la talla mediana con modelos muy seguras y orgullosas de sus cuerpos, ayudando a la joven "promedio" a ver grandiosidad en lo que actualmente la moda denominaría como mediocridad.

Debemos crear un consenso en el cual se estipule que en las portadas de revistas se promueva la diversidad de tallas, regresando a la integración de la imagen femenina. La mujer es bella curvosa, o esbelta, o redonda. Según sea su naturaleza, ahí está su belleza.

A ti que has leído este libro...

La era de la medicina mecanicista está claramente llegando a su punto de mayor oscuridad...

Abramos los ojos, vivimos un momento histórico coyuntural, en donde a la mujer se le vuelve artificial, y eso es vendido de manera tal, que ella misma decide que es mejor ser una mujer artificialmente exitosa, que una humana frustrada real, consiguiendo únicamente destruir su salud mental y exponiéndose a caer víctima de la violación de los derechos humanos de la psiquiatría actual...

Por piedad, reflexiona: un electroshock representa más de 200 voltios de electricidad al cerebro de un ser vivo; anualmente, 10,000 seres humanos mueren por abuso de electroshock y psicocirugías; tres cuartas partes de las personas que mueren por su mal uso son mujeres; 20 millones de niños alrededor del mundo toman medicamento psiquiátrico, pese a la comprobada violencia, hostilidad y tendencias suicidas que desatan los efectos secundarios.[37] Es imperativo que la medicina recobre su esencia.

Los desórdenes alimenticios tienen el potencial de llevarnos a un despertar social, a la integridad, a la unidad. Entrégate con el corazón abierto al apostolado de la docencia, la psicoterapia. No le hagas sentir a tu paciente que es un caso de libro, un dato estadístico esperando a ser cuantificado. La genuina aceptación es, se siente. Sabes que estás frente a alguien que *no* te está juzgando, sino que en cada confesión tuya busca sólo comprenderte, guardando tu sentir y tu pensar en un espacio seguro y sagrado para ser retomado en la siguiente consulta.

El problema de los desórdenes alimenticios cae fuertemente en tus manos. Tu papel de maestro, médico o terapeuta es determinante. Siente compasión por el ser que tienes enfrente... Detrás de esa careta, hábitos raros, esa arrogancia y esa soberbia hay un ser solitario, devaluado y abandonado, literalmente hambriento de una mano amiga.

Tienes la oportunidad de ser esa mano y moldear el destino de un ser humano. ¿No fue por ello que decidiste ser maestra, maestro o terapeuta?

---

[37] Fuente: http://www.cchr.com/index.cfm/1997 Citizens Commission on Human Rights (CCHR).

Bibliografía

Andreas, C., *Core Transformations: Spirituality in* NLP, Box, F, Moab, Real People Press, Utah, 1994.

Bruch, H., *The Golden Cage: The Enigma of Anorexia Nervosa*, Cambridge, Massachusetts, Harvard University, 1978.

Press, *Eating disorders*, Basic Books, Nueva York, 1983.

Cauwels, J.M., *Bulimia: The Binge-Purge Compulsion*, Double Day & Company, Nueva York, 1983.

Cherning, K., *Reflections on the Tyranny of Slenderness*, Harper & Row, Nueva York, 1981.

Dethlefsen, T. y D. Ruediger, *Krankheit als Weg, La enfermedad como camino*, 1983.

Erikson, E., *Insight & Responsibility*, W.W. Norton, Nueva York, 1964.

Feliú, F.E., y otros, *Decálogos comunicativos para la nueva mujer. El papel de las revistas femeninas en la construcción de la feminidad*, Revista de discurso y sociedad, 3, Gedisa, Barcelona, 1999.

Frankl, V., *Psicoanálisis y existencialismo*, Fondo de Cultura Económica, México, 1978.

_____, El hombre en busca del sentido, Herder, Barcelona, 1977.

Freud, S., El "Yo" y el "Ello". Obras completas, tomo III, Biblioteca Nueva, 3a. edición, Madrid, 1923.

Fromm, E., Escape from Freedom, Avon Books, Nueva York, 1969.

Gurdjieff, I., El Mensajero del bien venidero. Primer llamamiento a la humanidad contemporánea, Humanitas, 2000.

Hay, L., Ámate y sana tu vida, Diana, México, 1990.

Hall, M.P., The Secret Teachings of all Ages, Los Angeles Philosophical Reasearch Society, Los Angeles, 1977.

Jung, C.G., Synchronicity: An Acausal Connecting Principle, vol. 8, Collected Works, Jung Extracts S., Nueva York, 1984.

Kapleau, P., Despertar al zen, Editorial Pax México, México, 2006.

Lazaris, El viaje sagrado, Cocreación, México.

López Madrid, S.T.V., Prevención de la anorexia y bulimia, Nau Libres, Edicions Culturals Valencianes, 2005.

Neuman-Halvorson, P., Anorexia Nervosa and Bulimia. A Hand book for Counselors and Therapists, Van Nostrand Reinhold, Nueva York, 1983.

Orbach, S., Hunger Strike, Norton, Nueva York, 1986.

Osho, Intuition: Knowing beyond Logic, Osho International Foundation, Zurich, Switzerland, 2001.

Peck, S., La nueva psicología del amor, Emecé Editores, Buenos Aires, 1986.

_____, The Road less Traveled and Beyond, Touchstone, Simon & Schuster, Nueva York, 1997.

_____, A World Waiting to be born, Bantam Books, Nueva York, 1993.

Perls, F.S., Gestalt Therapy Verbatim, Bantam Books, Nueva York, 1976.

Rogers, C.R. y B. Stevens, *Person to Person: The Problem of Being Human*, Real People Press, Nueva York, 1967.

Sacker, I., *Dying to be Thin*, Warner Books, Nueva York, 1987.

Villanueva-Reinbeck, M., *Más allá del principio de autodestrucción*, Editorial Manual Moderno, México, 1988.

Weitzner, A., *El camino hacia la recuperación de anorexia y bulimia. El laberinto y más allá*, Editorial Pax México, México, 2007.

_____, *El ABC de los desórdenes alimenticios. Guía práctica para adolescentes*, Editorial Pax México, México, 2007.

_____, *Los trastornos alimenticios y las relaciones aditictivas. Cuando amar te destruye*, Editorial Pax México, México, 2008.

Acerca de la autora

Andrea Weitzner, nacida en México en 1968, estudió Relaciones Internacionales en la Universidad Iberoamericana, y un diplomado en Cranfield Inglaterra, títulos puestos en práctica durante los siguientes años de su vida en Suiza. Dando un cambio radical a su carrera, se unió como directora de comunicaciones a Medical Mission International (MMI) −Organización nominada al Premio Nobel de la Paz, promoviendo la transferencia de recursos y conocimientos entre el primer mundo y el mundo en vías de desarrollo.

En 2006 regresó a México para la realización de una consultoría para la preservación de Costa Careyes. Ese mismo año comenzó a escribir la serie de concientización en el tema "trastornos alimenticios".

En 2007 creo AW Foundation, organización enfocada a la creación, difusión e implantación de programas educativos en materia de trastornos alimenticios; provisión de terapia de calidad a las clases de escasos recursos y creación de campañas de concientización para salvaguardar los derechos humanos en el tratamiento de trastornos alimenticios.

Visite las páginas web de la autora:

www.trastornosalimenticios.com.mx
www.desordenesalimenticios.org

Otros libros de la autora:

- *El ABC de los desórdenes alimenticios.*
  Guía práctica para adolescentes.

- *El camino hacia la recuperación de anorexia y bulimia.*
  El laberinto y más allá.

- *Los trastornos alimenticios y las relaciones adictivas.*
  Cuando amar te destruye.